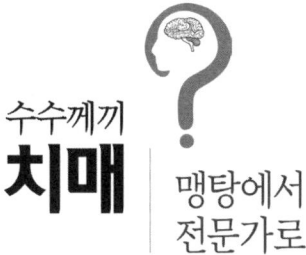

수수께끼
치매 | 맹탕에서
전문가로

수수께끼 치매,
맹탕에서 전문가로

펴 낸 날 2018년 11월 30일
2쇄발행 2021년 4월 30일

지 은 이　이락재
펴 낸 이　이기성
편집팀장　이윤숙
기획편집　윤가영, 이지희, 서해주
표지디자인　이윤숙
책임마케팅　강보현, 김성욱
펴 낸 곳　도서출판 생각나눔
출판등록　제 2018-000288호
주　　소　서울 마포구 잔다리로7안길 22, 태성빌딩 3층
전　　화　02-325-5100
팩　　스　02-325-5101
홈페이지　www.생각나눔.kr
이 메 일　bookmain@think-book.com

- 책값은 표지 뒷면에 표기되어 있습니다.
  ISBN 978-89-6489-920-5 (13510)

- 이 도서의 국립중앙도서관 출판 시 도서목록(CIP)은 서지정보유통지원시스템 홈페이지
  (http://seoji.nl.go.kr)와 국가자료공동목록시스템(http://www.nl.go.kr/kolisnet)에서
  이용하실 수 있습니다(CIP제어번호: CIP2018036185).

Copyright ⓒ 2018 by 이락재, All rights reserved.
· 이 책은 저작권법에 따라 보호받는 저작물이므로 무단전재와 복제를 금지합니다.
· 잘못된 책은 구입하신 곳에서 바꾸어 드립니다.

헌사 및 감사 인사

　변함없는 사랑으로 보살펴주시는 믿음의 아버지이신 김종순 목사님께 이 책을 바칩니다. 송내중앙교회 성도님들께도 감사를 드립니다.

　예수가족 장경우 목사님, 천기원 목사님, 이문웅 목사님, 진삼식 목사님, 이용현 목사님, 김중기 목사님, 김성훈 목사님, 양경준 목사님, 임정희 목사님, 장광천 목사님 등 목사님들과 성도님들께도 고마움과 사랑을 전합니다.

　웨슬리선교회 김진호 회장님, 조성목 형님, 김홍수 형님, 박순규 형님, 황선우 형님, 문창희 형님, 차재일 목사님, 오일영 목사님, 유영설 목사님, 전용국 목사님, 곽호원 목사님, 진기섭 목사님, 함재근 목사님, 이규특 목사님, 이장옥 목사님, 김영길 목사님, 김재균 목사님, 이명현 목사님 등 모든 목사님들과 사모님들에게도 감사를 드립니다. 중앙연회 감신동문회장 김광중 목사님을 비롯한 동문들에게도 인사를 드립니다. 사돈지간이며 신학교 동기이기도 한 대원교회 임학순 목사님, 연천군 내 이웃 교회에서 목회하던 안양교회 임용택 동기 목사님께도 감사드립니다. 연천군기독교연합회 박진구 회장님, 민복기 부회장님, 김승진 목사님, 유종길 목사님, 이상열 목사님, 임영광 목사님, 김철회 목사님, 백성국 목사님, 조무선 목사님, 박성춘 목사님, 김달호 목사님, 박동수 목사님, 한계문 목사님, 이환재 목사님, 육수복 목사님, 안재엽 목사님, 박명원 목사님 등 증경회장님들과 모든 목회자님들에게 존경과 감사를 드립니다. 시흥반월공단지방 청년연합회 때 함께 활동했던 이규원 목사님, 이형재 장로님, 송영진 장로님, 장봉순 장로님, 이문형 장로님, 문영배 장로님을 비롯한 모든 분들에게 인사드립니다. 고향교회인 달월교회 김진호 목사님과 장로님들, 성도님들에게 감사드립니다. 못난 목사인 저를 위해 지극정성으로 기도해 주시는 대광교회 교우들에게 뜨거운 사랑을 전합니다.

이 책을 내도록 격려와 제작을 해주신 HI(생명)교육연구소 박영철 소장님께 심심한 감사를 드립니다. 이미선 이사님, 양희례 이사님을 비롯한 HI 가족 모두에게 존경과 사랑을 전합니다.

에피소드

수수께끼 치매?
맹탕에서 전문가로?

 장인어른이 작년에 치매 판정을 받으셨다. 장모님과 함께 십수 년간 옆집에 모시고 있던 나에게는 충격이었다. 장모님이 몇 년 전에 먼저 돌아가시고도 혼자서 열심히 텃밭에 농사를 지으시면서 행복하게 사셨는데….

 치매에 걸리셔서 혼자 무표정하게 눈에 초점이 없는 모습으로 멍하니 계실 때는 정말 어찌해야 할 줄을 몰랐다. 도대체 따뜻하고 자상하시던 장인어른이 치매로 갑자기 돌변하니까 어떻게 처신해야 할지…. '무슨 말씀이라도 따뜻하게 드려 볼까?', '아니야! 가만히 있는 것이 나을 거야.' 장인 어르신을 앞에 두고 내 생각은 복잡했다. 치매 걸리신 분의 마음은 어떤 마음일까? 무표정하게 초점을 잃은 눈동자로 모든 일을 귀찮아하시고 관심 없어 하신다. 도대체 무슨 생각을 하시는지 알 수가 없으니 나도 어떻게 할 줄을 모르겠다. 섣불리 어떤 말이나 행동을 했다가는 어떤 반응이 나올지 두렵다. 그저 한참 지켜보다 그냥 나오는 것이 내가 할 수 있는 전부였다.

 독자 여러분은 치매 어르신을 대하면 어떤 마음이 드는가? 그 수수께끼 같은 행동과 마음을 어떻게 알 수 있단 말인가? 이런 절망을 해 보지 않은 사람은 그 절실함을 모를 것이다.

그러던 중, 올 3월에 장인어른이 뇌경색(뇌의 혈관이 막히고 그 앞의 뇌 조직이 괴사하게 되는 질병)으로 쓰러지셔서 2일간 의식을 잃으셨다. 그리고 의사선생님께서 뇌의 이상으로 연하곤란(삼킴 곤란)이 생겨 콧줄을 넣고 경관식을 넣어드려야 한다고 말씀하셨다. 쉽게 이야기하면 뇌에 이상이 생겨 연하기능, 즉 음식을 넘기는 기능에 문제가 생겨 음식이나 물을 먹으면 식도로 내려가지 않고 폐로 들어가 폐렴에 걸리기 쉬우니 경관식, 콧줄을 통해서 음식을 위로 직접 보내야 한다는 말씀이다. 콧줄을 콧속에 넣고 음식물도 콧줄로 드시는 가운데 장인 어르신이 정신이 들면서 너무 고통스러워하셨다. 치매는 고쳐지지 않는다는 속설을 알기에 장인어른이 나을 것이라고는 생각을 못 했는데 지금은 콧줄을 빼셨다. 틀니 끼시는 것을 싫어하셔서 뭐든지 믹서에 갈아서 죽을 만들어 입으로 맛있게 드시고 있다. 치매 끼도 사라지고 정신이 온전해지셨다. 예전의 인자하시고 자상하신 장인어른으로 다시 돌아왔다. 주일에 예배도 잘 드리시고, 심지어 매일 새벽 5시에 일어나 혼자서 교회에 나가 새벽기도회도 참석하신다. 주변 분들과 이야기도 잘하실 정도로 몸도 정신도 건강 해지셨다. 치매는 낫지 않는다는 속설은 잘못된 것이었다. 소위 혈관성 치매는 나아질 수 있다는 말이다.

중앙치매센터에 따르면, 2018년 10월 12일 현재 치매 환자가 724,857명이다. 우리나라 어르신 10명 가운데 한 명꼴로 치매 환자에 해당한다. 국민 25가구 중 1가구가 치매 가구이다. 4%의 국민(약 200만 명)이 치매 가족이다. 의외로 치매 어르신과 치매 어르신을 둔 가족들이 많이 있고, 말 못 할 고통을 받고 있다. 이 많은 분들에게 희망을 드리고 싶다.

　치매에 관한 공부가 어렵기는 해도 열심히 공부하면, 치매에 대한 수수께끼를 풀 수 있다. 그러면 치매 어르신의 질병 상태와 마음을 어느 정도 알게 된다. 어찌할 바를 모르던 그 막막한 절망감이 해소되고, 치매 어르신에 대해 마음이 열려 편하게, 따뜻하고 살갑게 대할 수 있다. 치매 어르신께 도움을 줄 수가 있다.

　내 주변에는 이상한 어르신들이 많이 계신다. 우리 집에서 가까운 곳에 사시는 한 남자 어르신은 말을 더듬고 한 말씀하려면 숨넘어갈 시간쯤 지나야 간신히 하신다. 예를 들면, '뭐 하고 계세요.'를 제게 인사말로 말씀하시는데 '뭐'로 시작하여 "뭐뭐뭐뭐…" 뜸들이고, "하하하…. 고고…. 계계…. 세…. 요." 말씀을 시작할 때보다는 말이 끝날 때쯤 되어 말씀이 더 분명해진다. 전에는 '그런가 보다.', 하고 무심코 넘어갔는데, 치매 예방 지도사 훈련을 받은 후에 '이것도 뇌에 문제가 생긴 치매의 증상 중 하나구나.'라는 정도는 알게 되었다. 뇌에 문제가 생기면 말 더듬는 현상도 생기고, 기억들을 찾아오는 데에 시간도 걸리기도 한다. 뭐 그렇게 쉽게 나이롱(?) 진단으로 이해를 한다. 여러분도 뭔지 모르겠지만, 여하튼 나는 여러분보다는 전문가(?)가 된 셈이다. 이분이 제게 와서 이야기라도 하고 싶어 하시는 것은 그분이 좋아하시는 쌍화차를 우리 교회 무료복음다방에서 대접하며 열심히 들어주기 때문이다. 누가 그 숨넘어가게 답답하게 말씀하시는 그분과 말 섞으려고 하겠는가! 예전에 바쁜 때에는 나도 짜증이 났었다. 그런데 치매에 대해서 알게 되니까 뇌에 문제가 생겨 언어 장애가 있는 환자로 대하니 지금은 대하기가 여유 있고 편하다.

내가 알고 있는 이웃마을 여자 어르신은 중풍이 왔는데 '너무 웃어서 병들었다.'는 소문이 면 단위 여러 마을에 널리 퍼졌다. 의사 선생님도 그렇게 말씀하셨으니까 그런 소문이 났을 거다. 그 이야기를 처음 듣고 나는 그게 이해가 되지 않았다. 너무 웃어서 병들었다니!!?

지금은 이해한다. 뇌 중에 웃음을 관장하는 부분이 손상을 입어서 그렇다고…. 역시 나이롱 진단(?)이지만 지혜로운 처신이다.

올 5월에 '치매 예방 지도사' 훈련을 받았다. 교육받는 중에 내 마음속에 치매에 대한 공포가 밀려왔다. 치매 환자가 이렇게 많다니…. 나도 피해갈 수 없겠구나! 현재 백세 시대를 살면서, 65세 이상 어르신에게 5% 치매 유병률로 시작하여 70세 이상은 10%, 75세 이상은 15% 등으로 증가하여 85세 이상은 25~50%로 더욱 기하급수적으로 유병률이 늘어난다. 95세 이상 어르신들의 대부분이 치매가 된다는 사실에 나는 경악했다.

그러던 차에 아내가 치매에 대한 책을 쓰라고 강권했다. 그래서 어차피 교회와 지역의 어르신들을 많이 모시고 있으니 치매도 확실히 알아야 하고(이건 핑계), 아내의 압력을 무시할 수도 없고(생존권 문제)…. 좋다! 한번 해보자! 결단이 섰다.

먼저, 최근에 발간된 치매 관련 책자들을 인터넷 서점에서 모조리 구매했다. 90여만 원이 넘는 거금이 들었다. 또한, 국회도서관에 인터넷으로 접속하여 최근의 치매 관련 전자 자료들을 엄청 모았다. 특히, 국회의원 치매 관련 정책토론회 자료집들이 좋았다. 전문가들이 쉽게 치매 관련 이야기들을 하는데 일반인들이 혹할 정도로 어필하는 이야기와 좋은 통계를 제시하는 것을 볼 수 있었다. 그러한 자료들을 잔뜩 복사해 쌓아놓고, 이 책을 쓰기 시작하였다.

어르신들과 관련하여 나는 관계가 깊다. 연천군 전방 산골마을 대광리에서 연로한 어르신들이 대부분인 대광교회 목사로서 23년째 섬기고 있다. 처음 부임할 때, 마을에 있는 초등학교 학생 수가 700여 명이었는데 지금은 56명이다. 1학년 학생은 5명에 불과해 점점 인원이 더 줄고 있다. 젊은이들이 떠나고 어르신들만 남았다. 소문에 우리 마을을 유령마을이라고 할 정도다. 이런 상황에서, 어르신들을 섬기고자 요양보호사 자격증, 사회복지사 자격증을 땄다. 그리고 마을에 방문요양센터를 설립하여 집에 계신 어르신들에게 요양보호사들을 보내어 돌보는 일도 여러 해 동안 하였다. 이 책을 쓰는 가운데 하나님께서 당신의 눈물을 목사인 내게 보여 주셨다. 바로 우리 지역 연천 전방 산골마을 어르신들을 바라보시며 흘리시는 눈물이었다. 이를 통해 지역 어르신들을 위한 사역이 귀하다는 것을 체험했다. 이후, HI(생명)교육연구소와 연결되어 좋은 관계로 책을 제작할 수 있게 되었다.

전문적인 공부를 한 의사도, 간호사도 아니고, 치매에 대해 맹탕인 내가 어려운 용어가 나올 때마다 사전 찾아가며 읽고 이해하고 그래서 최신자료들을 정리하여 어렵게 이 책이 나오게 되었다. 저도 문외한인 맹탕에서 시작했으니 독자분들도 피차 맹탕 시각에서부터 함께 공부해 나가면 더 쉽게 치매를 이해하지 않겠느냐는 생각이다.

치매를 일으키는 원인과 병이 70~90여 개가 된다. 치매는 병명이 아니고 이런저런 뇌손상을 주어 치매를 일으키는 수많은 질병의 증후군이라고 이해해야 한다. 이렇게 수수께끼같이 복잡한 치매를 쉽게 이해하도록 전문가들의 최신의 도표도 넣어주어 이해를 돕고 싶었다. 치매 예방 지도사들 훈련교재를 염두에 두고 집필했으므로, 꼭 필요한 주제들을 넣다 보니 길어지고, 자료집 수준이 되었다. 그러나 치매에 관하여 의료진(의사, 간호사)과 일반인의 다리를 놓는 역할을 하는 이만한 책을 현재로서는 찾기 어려울 것이다.

그런 점에서 치매 예방 지도사 훈련생뿐만 아니라, 치매 어르신을 두신 가족들도 이 책을 보면 아주 많은 도움이 될 것이라 확신한다. 또한, 치매에 관심을 가진 분들은 누구나 쉽게 치매를 이해하고, 예방과 돌봄을 적용할 수 있게 했다. 이렇게 치매에 대한 전(全)국민적인 이해와 지식이 많아지면 치매 어르신들을 잘 이해하게 되어 더 잘 돌볼 수 있게 된다. 그러면 치매 어르신들과 상생하며 서로 행복하게 사는 나라가 될 희망이 생길 것이다.

사실 글을 쓰는 나부터 '치매'에 대해 너무 무지했다. 그래서 '치매'라는 병은 알 수 없는 미스터리한 병으로 알았다. 그래서 '치매'라는 말 자체가 무섭고, 어둡고, 징벌적인 어감이 들고…. 그래서 치매라는 말을 쓰면 안 되는 것처럼 '터부시'해왔다. 어르신들에게도 '치매'는 아주 두려운 말이다. 일반인들에게도 '치매'는 부담스러운 주제고 피하고 싶은 단어다. 그러다 보니 치매에 대한 지식의 확산이 좀처럼 이루어지지 않고 있다. 아직도 우리나라에서 '치매'는 옛날 구석기 시대 사람들처럼 '신비한 영역'에 머물러 있다. 따라서 선진국들과는 달리 무지에서 오는 여러 가지 부작용이 일어나고 있는 현실이다.

며칠 전, 94세 되신 할머님을 찾아뵈었다. 큰딸이 70대이다. 두 분이 함께 사시는데 할머님이 제게 호소했다. "제 딸과 오늘 아침 대판 싸웠어요. 제 옆에 어린아이 하나가 항상 붙어 있거든요. 밥 먹을 때도, 잠잘 때도 같이 있다가 또 아무 말 없이 사라졌다가 그래요. 제 눈에는 그 애가 항상 보여서 말도 하고 그래요. 그 이야기를 그동안 안 했는데 딸에게 모처럼 하니까 딸이 엄마는 쓸데없는 소리한다고 왜 그런 소리를 하냐며 소리 소리를 지르며 화를 내고 그래요. 나는 그 아이를 분명히 보고 함께 살고 있는데…. 참 답답해요." 억울해 하셨다. 그 이야기를 들으며 뇌손상으로 오는 전형적인 치매 증상 중 하나 '환시(幻視)'인 것으로 나이롱(?) 진단했다. 그 할머님이 얼마 전에 잠자는 상태로 일어나서 슈퍼우먼 같은 괴력으로 커다란 브라운관 TV를 부쉈다는 이야기를 전해듣기도 한, 바로 그 당사자이기도 하다. 그 사건도 뇌손상으로 오는 치매의 증상 중 하나이다. 그래서 나는 조근 조근 설명해드렸다. "뇌가 늙어서 고장 나면 그런 헛것이 보여요. 뇌가 고장 나서 오는 병을 모두 치매라고 해요. 할머님이 보신 것 분명히 맞아요. 연세 들어 뇌가 고장 나서 그런 것 보는 것을 딸이 몰라 이해를 못 해서 그래요." 다독거리면서 인정해드리고, 할머님도 치매에 대한 지식이 생기니까 억울함을 푸시고 기뻐하시는 눈치였다.

얼마 전 TV 드라마『같이 살래요』에서 치매 가족이 나왔고, 지금 드라마도 치매 가족이 나온다고 아내가 이야기한다. 반가운 일이다. 치매에 대한 상식이 많아지면 해결책도 쉽게 나오리라 생각한다. 집에서 키우는 반려동물이 말썽을 부려도 그토록 지극정성으로 대하는데, 하물며 키워주신 부모님, 할머님, 할아버님이 치매라는 병이 걸려 이상하게 행동한다고 해서 이해하지 못할 일이 있겠는가? 위의 상황은 '치매'에 대한 무지(無知)에서 오는 현상이라고 생각한다.

중앙치매센터 홈페이지에 보면, 2018년 10월 12일 현재, 우리나라 치매 환자의 친구가 되어 치매 환자를 돕기로 작정하는 치매 파트너가 634,980명으로 나와있다. 치매 파트너는 치매에 대해서 기본 지식이 있다고 본다. 감사할 일이다. 일본 같은 경우에는 현재 천만여 명의 치매 서포터즈(치매 후원자)가 있다. 우리나라의 치매 파트너와 같은 개념이다. 이는 전 인구의 약 10%이다. 우리나라는 1.1%로 일본의 1/10 수준이다. 치매에 대한 지식을 아는 사람이 많아질수록 치매 어르신들이 이해를 받고 도움을 받게 될 것이 분명하다. 따라서 모든 국민이 치매에 관심을 두고, 치매 어르신의 친구가 되어 치매 어르신의 눈물을 닦아주면 좋겠다.

이 책을 쓰기 전에, 우리 교회에 어르신마실방 34평을 개축했다. 지역 어르신들이 언제든지 오셔서 차도 마시고 쉬시면서 담소하고 가시는 장소이다. 이곳에 HI(생명)교육연구소 봉사단원들이 정기적으로 찾아오셔서 지역 어르신들 식사 접대도 하시고, 치매 선별지 검사(MMSE-DS), 치매 예방상담, 치매 예방체조, 인지개발 향상 활동지 책자 『치매! 예방할 수 있어요!』를 공부시키는 등, 재능기부 봉사활동을 벌이고 있다. 탁자를 마주하고 일대일로 어르신 한 분에 상담사 한 사람씩 마주 앉아, 다정하게 상담하는 모습을 본다. 세상의 어떤 유명한 그림보다도 더 따뜻하고 아름다운 광경으로 내게는 보였다. 그 아름다운 봉사 모습을 바라보면서 "지금 이곳에서 새로운 일, 희망의 일들이 벌어지고 있구나."라고 마음에 감동을 느끼며 감사하고 있다.

이 책을 통해서 수수께끼 같은 치매에 해답을 얻기 바란다. 그래서 치매 어르신을 이해할 수 있어 불안감을 떨쳐내고 안심하기를 바란다.

그리고 치매 어르신을 있는 모습 그대로 받아들이길 바란다. 살갑게 대하며, 따뜻하게 감싸면서, 사랑하는 치매 어르신을 돌볼 수 있기를 바란다. 이 책을 읽는 독자들도 열심히 치매 예방 활동을 하여 치매를 미리 예방하길 바란다. 그래서 가족을 비롯한 이웃에게 유익을 주고, 건강하고 행복한 삶을 노년에도 누리기를 바란다. 그렇게 되면, 저자로서는 더할 나위 없는 기쁨과 보람이 될 것이다.

 책을 쓰는 동안, 아내가 치매는 죄의 결과로 오는지 사람들이 궁금해한다며, 그 점에 대해 나의 의견을 여러 번 물었다. 많은 사람들이 이 문제로 고민하고 있을 것이다. "치매는 부끄러운 죄의 결과로 오는 형벌인가? 아닌가?" 이 책을 읽어나가는 동안 해답의 실마리를 자연스럽게 찾게 될 것이다.

서론

UN에서 새로운 연령구분을 정해서 발표했는데, 5단계로 나누어 발표하였다고 한다. 1) 0세~17세까지는 미성년자, 2) 18세~65세까지는 청년, 3) 66세~79세까지는 중년, 4) 80~99세까지는 노년, 5) 100세 이후는 장수노인이라고 정했다는 것이다(2017.02.18 인터넷에 올라온 글.).

사실 여부를 떠나 이것을 재미있게 받아들일 수 있다는 것은 이미 장수시대로 들어섰다는 것을 보여주는 방증(傍證)이다. 치매는 주로 65세 이상 어르신들에게 나타나는 질병이다. 우리나라는 2016년을 기준으로 여자는 85.4세, 남자는 79.3세의 평균 수명을 나타내고 있다. 남녀 합쳐서 2016년 평균수명은 82.4세이다. 평균 수명은 조기사망자들을 포함한 수치니 보통사람은 100세는 산다고 보아야 한다. 불과 40년 전인 1970년의 우리나라 평균수명은 여자 65.5세, 남자 58.6세였다. 수명이 20여 년이나 늘어났다. 다시 100년을 더 거슬러 올라가 조선 시대의 평균 수명은 35세 내외였다. 27명의 조선 왕의 평균 수명조차 46.1세였다(박주홍, 2018).

우리나라의 평균수명은 2000년에 74.9세였던 것이 2016년에는 82.4세로 OECD 평균을 넘어섰다. 21세기엔 노화의 수수께끼가 풀

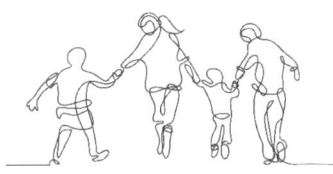

려 인간의 수명이 획기적으로 늘어날 것이다. 영국의 미래재단은 2010년 태어나는 사람의 평균 수명을 120세로 전망했다. 그렇다면 우리 딸이 2010년생인데 평균수명이 120년이면 보통 150살은 산다는(?) 이야기다. 미국의 과학저널 『사이언티픽 아메리카』는 2050년 인류의 평균 수명을 150세로 예언했다. 서울대학교 노화고령사회연구소 박상철 소장 역시 최빈 사망 연령이 꾸준하게 상승하는 것을 근거로 하여 2100년이 오기 전에 평균 수명이 150세에 도달할 것이라는 예측을 내놓았다(양기화, 2017). 그때 가서는 보통사람은 200살은 산다는 이야기다.

다른 주목할 점은 우리나라 저(低)출산의 문제이다. 1970년까지만 해도 합계출산율이 4.71명에 달했다. 2005년에는 1.22명, 2016년에는 1.17명으로 급감해서 OECD 회원국 중 가장 낮았다.

우리에게 특별한 희소식도 있다. 유엔 보고서에 따르면 미래 장수 국가로서 2045년~2050년 시기에는 1위가 홍콩이고 2위가 대한민국이 뽑혔다. 그런데 2095년~2100년 시기에는 세계에서 제일 장수하는 나라가 1위가 대한민국이고, 2위가 홍콩이고, 3위가 일본으로 나타난다(서유헌, 2015). 앞으로 7~80년 후에는 대한민국이 세계에서 최고 장수국가가 된다고 UN이 인정했다는 것이다.

이처럼 우리나라에서 벌어지는 평균수명 연장과, 저(低)출산의 문제, 세계 최고 장수국가로 뽑힌 일은 대한민국 국민들의 앞날에 있을 다음과 같은 결과를 보여준다. 즉, 노년이 길어진다는 것과, 노인들만 많이 사는 초고령사회가 될 것이라는 전망을 갖게 한다. (참고로 고령화 사회는 노인 인구가 7%일 때, 고령사회는 14%, 초고령사회는 20%가 기준이다. 우리나라는 2000년에 7%가 넘어 고령화 사회가 되었고, 2015년에 노인 인구 14%가 넘어 고령사회가 되었고, 2025년에는 20%가 넘어 초고령사회가 될 전망이다).

이러한 장수 시대로 가는 길목에서 우리의 노년도 길어질 터인데, 신체뿐만 아니라 정신, 영혼까지 황폐하게 하는 끔찍한 치매에 대해 마음을 열고 미리미리 준비하고 예방하고 치료해야 할 당위성이 점점 많아진다고 본다.

치매는 어르신들에게 있어 최고의 공포이다. 보건사회연구원의 보고서에 의하면, 60세 이상 노인에게 제일 두려운 병이 무엇이냐고 물었을 때 1위 질병이 치매로 44.3%였다고 한다. 뇌졸중, 암보다도 높은 1위가 치매였다(동아일보 2017.06.29). 내가 주로 어르신들을 많이

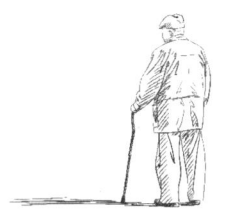

뵙게 되는 실정인데, 어르신들이 내게 늘 해주시는 말씀이 '늙어서 치매 걸려 자녀들에게 짐이 되면 안 되는데…' 그러시면서 기도를 부탁하는 경우가 많다. 어르신들에게는 발등에 떨어진 불 격이다. 이러한 이야기를 하면 현재 어린이, 청소년, 중년 사람들은 자신과는 상관이 없는 이야기로 생각한다. 그러나 그렇지 않다. 뇌 과학자들의 이야기로는 인간의 뇌가 가장 활발하고 최고조에 달하는 나이가 22살이라고 한다. 22살 이후부터 소위 늙기(?) 시작하는 것이다. 그렇기에 앞으로 살아갈 날이 지금보다 훨씬 많은 젊은 사람들이 치매에 관심을 두고 미리 준비하는 것이 지혜로운 일이라고 생각한다.

　나이 드신 어르신들은 발등에 불 떨어진 격으로 열심히 치매 예방 활동 및 치료를 받아야 하고 어린이나 젊은이 중년들도 열심히 치매 예방을 준비해야 한다. 이 점에서 본 『수수께끼 치매, 맹탕에서 전문가로』 책자는 모든 연령에게 크게 도움이 되리라 생각한다. 수수께끼 같은 치매에 대해 알려면 쉽지 않은 대가를 치러야 한다. 치매 공부가 복잡하고 어렵겠지만, 알고 나면 인생이 바뀌는 좋은 결과가 온다. 될 수 있는 한 흥미 있게, 쉽게 치매에 대해 알 수 있도록 준비했다. 젊은 세대에게도 쉽고 흥미 있게 읽힐 수 있다고 본다.

CONTENTS

- 헌사 및 감사 인사
- 에피소드
- 서 론

제1장: 치매는 무엇인가

1. 치매(dementia)의 정의 ·· 24
2. 치매의 발생상황과 전망 ·· 31
3. 치매의 발병을 높이는 위험 인자들 ···································· 37
4. 치매로 오인(誤認)하는 유사 증상들 ··································· 45
5. 치매의 진행단계 ·· 52
6. 치매에 따른 분야별 장애 증상들 ······································· 61
7. 치매에 따른 문제와 비용들 ··· 72

제2장: 치매의 종류

1. 알츠하이머병(AD, Alzheimer's Disease) ···························· 80
2. 혈관성 치매 ··· 91
3. 루이소체 치매들(LBD, Lewy Body Dementias) ················· 96
4. 전두측두엽 치매(Frontotemporal dementia) 〈피크병 포함〉 ·········· 103
5. 기타 치매들 ·· 111

수 수 께 끼 치 매 , 맹 탕 에 서 전 문 가 로

제3장: 뇌와 치매

1. 뇌의 구조 ··· 122

2. 뇌의 발달 과정 ·· 131

3. 전두엽과 치매 ··· 133

4. 두정엽과 치매 ··· 135

5. 측두엽과 치매 ··· 136

6. 후두엽과 치매 ··· 138

7. 변연계(가장자리뇌)와 치매 ······································ 139

제4장: 치매 진단과 검사

1. 주관적 기억력 평가문항(SMCQ, Subjective Memory Complaints Questionaire)144

2. 노인 우울증 검사(GDS, Geriatric Depression Scale) ································ 146

3. 치매 선별용 한국형 간이정신상태 검사 ·· 152
   (MMSE-DS, Mini Mental Status Exam for Dementia Screening)

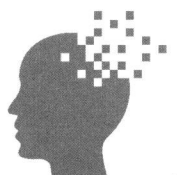

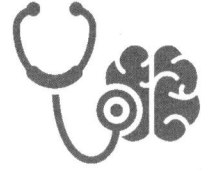

제5장: 치매 치료방법들

1. 약물치료 ·· 178
2. 비약물치료 ·· 182
3. 도움되는 음식(飮食) ·· 186
4. 도움되는 생활 습관·· 190

제6장: 치매 예방·치료 프로그램들

1. 치매 예방체조 ·· 198
2. 기타 치매 예방·치료 프로그램들 ························· 203

제7장: 치매 예방 정책 및 지원 서비스

1. 치매 예방 정책··· 224
2. 치매 국가책임제··· 228
3. 치매 노인 공공후견인제도······································ 229
4. 노인 장기요양보험제도··· 231
5. 광역시 및 경기도 치매지원기관 명단들 ·············· 233

수수께끼 치매, 맹탕에서 전문가로

제8장: 치매 가족(치매예방 지도사)의 직무

1. 윤리 강령 ………………………………………………………… 238
2. 직무 ……………………………………………………………… 240
3. 인권 보호 ………………………………………………………… 243
4. 돌봄 원칙 ………………………………………………………… 246
5. 문제행동 대처법 ………………………………………………… 251
6. 주변 환경관리 …………………………………………………… 255

제9장: 치매는 극복될 수 있을 것인가?

제10장: 치매 관련 법령들

1. 치매관리법 ……………………………………………………… 270
2. 치매관리법 시행령 ……………………………………………… 291
3. 치매관리법 시행규칙 …………………………………………… 298
4. 노인복지법 ……………………………………………………… 313

• 참고 문헌

🔍 제1장에서는 치매를 둘러싼 첨예한 이슈들을 설명하며 치매에 대한 이해를 돕고자 한다. 다음의 순서로 진행한다. 치매의 정의, 치매의 발생상황과 전망, 치매의 발병을 높이는 위험인자들, 치매로 오인(誤認)하는 유사증상들, 치매의 진행단계, 치매에 따른 분야별 장애 증상들, 치매에 따른 개인과 가정과 국가에 일어나는 문제와 비용들에 대해 설명한다.

PART 1

치매는 무엇인가?

1. 치매(dementia)의 정의

(1) 치매의 정의

치매처럼 잘 알지 못하면 오해하는 질병도 흔치 않을 것이다. 그만큼 이 질병을 일으키는 경로라든지, 원인도 다양하다. 질병의 종류도 많고 광범위하다. 따라서 치매에 대해 많은 공부를 하지 않으면 정확하게 알 수 없다. 정확하게 치매를 알지 못하면 다양한 치매 환자에게 정확하게 대처할 수 없다. 따라서 꼭 힘써서 치매를 공부해서 정확하게 알아야 한다. 이 책을 치매에 대한 좋은 안내서로서 읽다 보면 치매를 마스터하게 될 것이고, 치매의 수수께끼를 풀 수 있다. 정확한 예방과 치료에 도움을 줄 수 있다.

치매(dementia)라는 말은 원래 라틴어의 'demens'에서 유래된 말이다. demens의 의미를 보면 디(de: 제거)+멘스(mens: 정신)이고, 결국은 '정신이 제거된 것'이라는 의미이다. 따라서 영어의 치매: 'dememtia(디멘티아)'는 디(de: 제거)+멘스(mens: 정신)+티아(tia: 병)이 결합된 용어이다. 문자 그대로 '정신이 제거된 질병'으로 제정신이 아님을 말한다.

우리 뇌 안에 1,000억 개~1조 개 정도의 신경 세포(뉴런)가 들어있다. 그 신경 세포들이 잘 연결되어 있어야 기억, 판단, 감정조절 등 뇌가 맡은 일을 잘 수행할 수 있다. 이러한 신경 세포가 손상되고 신경 세포 사이의 연결이 끊어지면서 뇌의 기능이 저하된다. 그러면 외출, 식사준비, 은행 업무 등 일상생활이 어려워진다. 이것이 치매의 증상이다(양승조, 2018). 즉, 일반적으로 뇌가 외상이나 질병 등 후천적인 원인에 의해 손상되거나 파괴되면 그 결과, 전반적으로 작업 기억력(단기 기억력), 장기 기억력, 사고력, 지남력(현재 자신이 놓여 있는 장소, 시간, 사람을 올바르게 인식하는 능력), 이해력, 언어력, 계산 능력 등과 같은 인지 기능과 고등정신 기능이 쇠퇴하게 된다. 시간이 지날수록 언어 능력이 떨어지게 되고, 신체적 기능이 손실되어 행동하는 것이 힘들어지는 병이 치매이다. 치매 질환 여부를 가장 간단하게 아는 방법이 있다. 동그란 벽시계를 종이에 그리고, 시간을 써넣은 다음 12시 20분 등 시간을 큰 바늘 작은 바늘을 표시해 해당 시간을 표시하게 한다. 원을 제대로 못 그리거나 숫자나 시간을 못 그리면 치매를 의심할 수 있다. 이때 치매가 아닌 사람은 힌트를 주고 시간을 주면 기억력을 되살려내지만, 치매 환자는 힌트를 주어도 기억을 못 한다. 그 기억 자체가 뇌손상으로 사라졌기 때문이다. 온순했던 사람이 갑자기 사납게 변했거나 똑똑한 사람이 어눌해지면 치매를 의심할 수 있다(양승조, 2018).

치매의 정의에 대해 다양한 의견이 있지만, 국제적으로 인정된 정의는 다음과 같다. 세계보건기구(WTO)의 「국제 질병 분류」 10판에서 치매를 "뇌의 만성 또는 진행성 질환에서 생긴 증후군으로 기억력, 사고력, 지남력, 이해, 계산, 학습능력, 언어 및 판단력을 포함한 고도의 대뇌피질 기능의 다발성 장애"로 정의한다. 부언하여 "의식의 혼탁

이 없이 개인의 일상생활 활동이 손상될 정도의 장애가 최소한 6개월 이상 지속되어야 한다."고 규정한다(고숙자 외, 2016).

치매는 광범위하고 다양한 원인에서 발생함을 우리는 알아야 한다. 치매의 원인 질환을 보면 다음 표와 같다. 치매의 원인이 되는 뇌에 손상과 장애를 주는 질환이 이렇게 많음을 보게 된다.

〈표 1-1〉 치매의 원인 질환

질환명	세부 질환명
퇴행성 뇌질환	알츠하이머 치매, 피크병, 루이소체병, 파킨슨병, 진행성핵상마비 등
뇌혈관 질환	뇌경색, 뇌출혈 등
결핍성 질환	베르니케뇌증, 비타민 B12 결핍증 등
대사성 질환	저산소증, 갑상선 기능 저하, 간성 뇌병증, 요독증, 중금속중독 등
중독성 질환	알코올중독, 일산화탄소중독, 약물중독, 중금속중독 등
감염성 질환	신경매독, 크로이츠펠트-야콥병, 후천성면역결핍증 등
수두증	정상압 수두증 등
뇌종양	뇌수막종 등
뇌외상	뇌좌상 등

출처: (고숙자 외, 2016)

(2) 우리나라 치매의 분류

치매의 종류는 광범위하다. 그런 이유로 우리나라 보건복지부에서는 치매 의료비를 지원하기 위한 지원 대상을 다음 표와 같이 자세하게 분류해 놓았다. 오히려 국제질병 분류 10판에 나온 질병보다 더 자세하게 제시했다. 보건복지부가 내놓은 치매 지원대상 질환 분류는 국제질병 분류에 나온 치매의 종류에 F00, F01, F02, F03에 G30을 추가하며 국제적 기준보다 더 광범위하게 말한다.

〈표 1-2〉 우리나라의 치매 의료비 지원 대상 질환 분류

ICD-10	질환 이름
F00	알츠하이머병에서의 치매
F000	조기 발병 알츠하이머병에서의 치매, 알츠하이머병 2형
F001	만기 발병 알츠하이머병에서의 치매
F002	비정형 또는 혼합형의 알츠하이머병에서의 치매
F009	상세불명의 알츠하이머병에서의 치매
F01	혈관성 치매, 동맥경화성 치매
F010	급성 발병의 혈관성 치매
F011	다발-경색치매, 현저한 피질성 치매
F012	피질하 혈관성 치매
F013	혼합성 피질 및 피질하 혈관성 치매
F018	기타 혈관성 치매
F019	상세불명의 혈관성 치매
F02	달리 분류된 기타 질환에서의 치매
F020	피크병(45~65세 사이에 발병하는 전두측두엽에 문제 있는 치매로 분류. 성격변화, 돌발적인 행동, 건망성 실어증, 언어상실이 된다.)에서의 치매
F021	크로이츠펠트- 야콥병에서의 치매
F022	헌팅톤병에서의 치매
F023	파킨슨병에서의 치매
F024	인체 면역결핍 바이러스병에서의 치매
F028	달리 분류된 기타 명시된 질환에서의 치매
F03	상세불명의 치매
F03	초로성 치매 NOS

F03	초로성 정신병 NOS
F03	1차성 퇴행성 치매 NOS
F03	노년성 치매 NOS
F03	우울형 또는 편집형 노년 치매
F03	노년정신병 NOS
G30	알츠하이머병
G30	노년 및 초로형 형태
G300	조기 발병을 수반한 알츠하이머병
G301	만기 발병을 수반한 알츠하이머병
G308	기타 알츠하이머병
G309	상세불명의 알츠하이머병

자료: 보건복지부(고숙자 외, 2016에서 재인용)
* ICD-10은 국제보건기구(WTO)에서 제시한 「국제 질병 분류(International Classfication of Diseases)」 약자로 ICD, 10판에 나온 치매 분류를 의미한다.

〈도표 1-2〉에서 살펴보았듯이 치매가 이처럼 원인질병도 다양하고 통칭 치매라는 병이 이렇게 많고 광범위한 증후군이라는 점을 새삼 알게 된다. 따라서 치매를 단순하게 생각하는 것은 어리석은 생각이다. 많은 공부와 연구와 실습활동을 해야 다룰 수 있는 분야이다.

누구나 알고 있다고 생각하는 치매라는 용어는 실제적으로 병명은 아니다. 치매란 용어는 뇌손상으로 인지 기능 등이 떨어지는 여러 병을 모아놓은 증후군 같은 명칭이다. 위의 〈도표1-2〉에서 나온 대로 32개의 확실한 병명들도 있고, 치매 전문의 양영순 박사는 치매를 70~90여 가지의 다양한 병리적 원인에 의해 발생하는 증후군이라고 말한다. 따라서, 먼저 질병 원인이 되는 확실한 병명을 찾는 것이

다양한 치매에 대처하는 진단과 치료의 정석이다. 인지 기능평가, 일상생활능력평가, 이상 행동 및 심리증상 유무 평가, 원인질환 평가를 염두에 두고 진찰한다(양영순, 2018).

한국 뇌 연구원 원장이며 서울의대 명예교수인 서유헌 박사는 뇌 구조를 3층으로 보았다. 1층은 파충류의 뇌(생명의 뇌)이다. 2층은 변연계에 해당하는 동물의 뇌(감정, 본능의 뇌)이다. 3층은 주로 고등정신을 주관하는 대뇌피질에 속한 인간의 뇌(지(智)의 뇌)라고 설명했다. 3층의 대뇌피질에 속한 인간의 뇌가 파괴되면 식물인간이 된다. 1층의 파충류의 뇌(생명의 뇌)가 손상되면 뇌사가 되어 죽게 된다. 지식과 지혜를 관장하는 3층 인간의 뇌가 상해를 입어 붕괴하면 2층 동물의 뇌와 1층 생명의 뇌만 살아남아 동물같이 되는데, 이것이 바로 치매이다.

결론적으로 치매를 정의하면, '치매란 일단 정상적으로 성숙한 뇌가 후천적인 외상이나 질병에 의해 손상 또는 파괴되어 인지 기능(지능, 학습, 언어 등)과 고등정신기능 등이 지속적·본질적으로 상실되는 병'이다.

1948년 세계보건기구(WTO) 헌장의 정의에 의하면 "건강이란 다만 질병이 없거나 허약하지 않다는 것이 아니라 신체적, 정신적 및 사회적으로 완전히 안녕한 상태에 놓여있는 것이다."라고 되어 있다. 세계보건 기구(WTO)는 몇 년 전에 신체적, 정신적, 사회적 안녕이라는 기존의 건강 정의에 '영적건강(靈的健康)- 영적 안녕: spiritual well-being'을 추가하기로 결정했다. 즉 신체적, 정신적으로 질병이 없고 원만하게 사회생활을 누린다고 해도 영적(靈的)인 만족을 얻지 못한다면 이를 진정한 건강이라고 보기 어렵다는 의미이다(박주홍, 2017). 치매는 단순히 나이가 들어 신체적인 뇌가 손상된 상태만을 지칭하는 것이 아니다. 치매는 정신 및 영혼적 뇌와 신체적 뇌가 모두 병이 든 상태이다. 따라서 뇌세포와 뇌혈관 등 신체적 뇌의 건강은 물론이고 보이지 않는 영혼과 마음의 컨트롤을 통한 영혼적 뇌의 건강이 회복되지 않으면 완벽한 치매의 예방과 치료는 어렵다. 사실 사람의 병이 의학적으로 증명되어 치료에 도움이 되는 부분은 한의학적 치료와 서양의학적 치료를 합쳐도 25%에 불과하다고 한다. 마음으로 몸을 다스리는 심신의학의 세계 최고 권위자인 미국 하버드대학교 의과대학 허버트 벤슨 교수와 같은 대학의 아이젠버그 교수 등 세계적인 학자들은 현대의학적인 치료로 해결될 수 있는 질병의 비율이 전체를 100%로 볼 때 25% 이하라고 말하고 있다. 미국 보건의료원의 발표에서는 30% 이하를 얘기하고 있고, 또한 『대뇌 혁명』의 저자로 유명한 일본의 하루야마 시게오에 의하면 "현대의학으로 치료할 수 있는 범위가 20%에 불과하다."는 말까지 나오고 있다. 결국, 25% 정도만 의학적으로 해결되고 나머지 75%의 치료는 자가 치유 능력향상을 통해서 이루어진다. 이런 점에서 너무 서양의학적인 관점인, '치매는 고칠 수 없고 다만 지연시킬 뿐이다.'라는 일반적인 편견에 얽매여서 절망해서는 안 된다. 최근에는 서양의학적인 관점에서조차도 치매의 증상과 종류에 따라 치매가 치료될 수 있다고 말한다. 따라서 서양의학적인 치료뿐만 아니라 한의학적인 치료, 심리적인 치료, 영혼적인 치료 등을 포함하여 치매는 치료될 수 있다는 소망을 붙들고 다양한 치매 증후군들을 대해야 한다(박주홍, 2017).

2. 치매의 발생상황과 전망

출산율 저하와 평균수명이 늘어남에 따라 고령화로 인한 치매 환자 급증은 범세계적인 현상이다. 세계 치매 환자 수는 현재 약 5천만 명이다. 2030년 7,500만 명, 2050년에는 1억 3,500만 명으로 향후 30여 년간 약 3배 증가할 것으로 예측된다(한설희, 2018). 대한민국은 세계적으로 유례를 찾기 어려울 만큼 빠르게 초고령사회(노인 인구 20%)가 되고 있다. 고령화 사회는 총인구에서 65세 이상의 인구가 차지하는 비율이 7%를 넘으면 고령화 사회라고 한다. 다음 단계가 고령사회인데 14%가 넘을 때 해당되고, 초고령사회는 20%가 넘을 때를 가리킨다. 다음의 〈도표 1-3〉은 우리나라의 초고령사회(노인 인구 20%)로 가는 모습과 치매 환자들의 증가를 잘 보여주고 있다.

〈표 1-3〉 우리나라의 치매 환자 수 변화 예측 결과

(단위: 천 명, %)

	2015년	2020년	2025년	2030년	2050년
총인구수	50,617	51,435	51,972	52,160	48,121
65세 이상 인구수	6,624	8,084	10,331	12,791	17,991
노인 인구비율	13.1%	15.7%	19.9%	24.3%	37.4%
치매 노인 인구수	648	840	1,008	1,272	2,710
치매 유병률	9.8%	10.4%	10.2%	10.0%	15.1%

통계청: 장래 인구 추계(보건복지부, 2013에서 재인용)

위의 〈도표 1-3〉은 2013년도에 예측한 자료이다. 우리 대한민국은 이미 2000년도에 고령화 사회(7%)에 진입했고, 2017년도에 고령사회(14%), 2026년에 초고령사회(20%)에 진입할 것으로 예상했다. 그런데 2015년도에 이미 고령사회(14%)에 도달해서 앞당겨진 상태이다. 어쨌든, 고령화 사회(7%)에서 초고령사회(20%)에 도달하는 기간이 위의 도표에서는 26년밖에 걸리지 않는다. 이 수치는 구미 선진국보다 3~6배가 빠른 속도다. 우리나라 통계청에서 2014년과 2015년 고령자 통계를 바탕으로 발표한 국가별 고령화 사회(7%)에서 초고령사회(20%)로 진입하는 속도를 보면 다음과 같다. 프랑스 154년, 영국 99년, 미국 90년, 일본 36년이 걸린다. 대한민국은 26년밖에 걸리지 않은 것으로 나타나니 세계에서 제일 빠른 초고속 속도로 초고령사회(20%)가 진행되고 있다(양승조, 2018, p.56).

세계적으로 평균 치매 유병률이 65세 때에 약 5% 이상으로 나타나며, 더욱 당혹스러운 것은, 65세 이상 된 노인분들은 매5년 지날 때마다 대략 2배씩 유병률이 증가한다. 예를 들자면, 대략으로 쳐서 70세가 되면 10%, 75세가 되면 15%, 80세가 되면 20%, 85세가 되면 약 25~50%, 95세 이상이 되면 거의 대부분 어르신이 치매 증상이 있게 된다고 한다. 무서운 현실이다. 서울의대 서유헌 박사는 "85세 이상 된 노인 중 절반인 50%나 치매가 발생한다."고까지 말한다(서유헌, 2015). 치매는 나이가 들수록 기하급수적으로 높아지는 질병임을 무겁게 인식해야 한다.

최근 통계청 자료에 의하면, 어떤 치매들이 얼마만큼 발병하는지를 알 수 있다. 먼저 제일 많이 발병하는 것이 알츠하이머 치매이다. 전체 치매의 71.3%이다. 둘째는, 혈관성 치매이며 16.9%에 해당한다. 그리고 기타 치매는 11.8%이다(전도근, 『뇌건강1』, 2018). 다른 자료에 의하면, 알츠하이머 치매와 혈관성 치매가 동시에 오는 경우도 15%가 된다. 치매는 알츠하이머와 혈관성 치매를 합쳐서 88.2%로 절대다수다. 기타의 다른 다양한 종류의 치매가 11.8% 정도로 미미하게 나타난다.

보건복지부 산하 중앙치매센터가 발간한 『2017년 연차보고서』에 따르면, 지난해 65세 이상 전국 노인 인구는 706만 6,201명으로 집계되었고, 이중 치매 환자는 70만 2,436명에 이르렀다. 객관적인 통계 수치만 보더라도 우리나라 노인 10명 가운데 한 명꼴로 치매 환자에 해당되며, 국민 25가구 중 1가구가 치매이고, 4%의 국민이 치매 가족이다. 12분당 1명씩 치매 환자가 늘고 있다. 2017년 치매로 인한 사회적 비용은 11조 7천억 원이다(양승조, 2018).

현 우리나라 치매 인구 증가추세에 대해서 보자면, 2012년 9.1%(53.4만 명), 2020년 10.3%(84만 명), 2025년 10%(103만 명), 2030년 10%(127만 명), 2040년 11.2%(185만 명), 2050년 13.2%(276만 명)으로 급속히 늘어나게 될 전망이다. 게다가 앞으로 우리나라 국민이 미래에 가장 장수하는 국가가 되면서 초고령사회(20%)로 가장 빠르게 진행되며 치매도 그에 따라 증가할 것으로 보인다.

〈도표 1-4〉 유엔이 보고한 미래 장수국가

미래 장수 국가(유엔보고)

* 2045~2050년
  1위: 홍콩
  2위: 대한민국

* 2095~2100년
  1위: 대한민국
  2위: 홍콩
  3위: 일본

출처: 서유헌, 『두뇌 장수학과 치매 예방 7가지 비책』, 2015

〈도표 1-4〉에서 보듯이 우리나라 치매 환자 증가율에 더하여 유념해야 할 통계가 있다. 유엔 보고서를 보면 미래 장수국가로서 2045년~2050년 시기에는 1위가 홍콩이고 2위가 대한민국으로 보고되었다. 그런데 2095년~2100년 시기에는 세계에서 제일 장수하는 나라가 1위가 대한민국이고 2위가 홍콩이고, 3위가 일본으로 나타난다.

미래에 우리나라 사람들이 세계에서 최고 장수하는데, 치매에 걸리지 않고 아주 건강하고 행복하게 살아갈 수 있도록 치매 예방에 힘써야 당연하다고 본다.

또 하나 기억해야 할 것은 의학이 발달할수록 죽음에 이르는 병들을 극복하여 사망률이 줄어들고 있는 데 비하여 치매만큼은 오히려 사망자가 엄청나게 증가한다는 사실이다. 지난 통계이긴 하지만 2000~2010년 사이에 유방암은 사망률이 −2%, 전립선암 −8%, 심장병 −16%, 뇌졸중 −23%, HIV(인간면역결핍바이러스로 에이즈를 의미한다)

-42%로 줄어드는 데 반하여, 치매는 오히려 +68%로 엄청나게 사망률이 증가했다(서유헌, 2015). 다음 〈도표1-5〉를 보면 실감이 난다.

〈도표 1-5〉 2000~2010년 기간 질병별 사망률의 변화

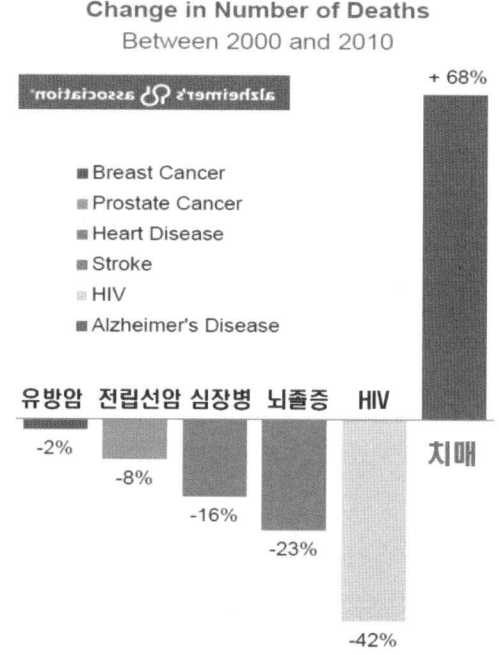

출처: 서유헌, 2015

중앙치매센터의 연구에 따르면, 2018년 10월 4일 현재 치매 환자 수는 724,857명, 치매 유병률은 10.2%, 비용은 14조 7,396억 원, 진단율은 73.6%, 치매 파트너는 628,303명으로 집계되고 있다(중앙치매센터 홈페이지, 「치매오늘은」 코너). 환자 수와 유병률은 2017년 기준 통계이다. 환자당 평균 비용이 2천33만여 원에 이르는 엄청난 비용이

들어가고 있다. 치매 유병률 10.2%는 미국이나 독일 등의 선진국의 16%에 비해 상당히 못 미치는 비율이 된다. 이러한 결과는 우리나라 치매 발병률이 적다기보다는 치매가 걸려도 질병으로 생각하지 않아 의학적으로 판정하기 꺼려해서, 확인이 안 되어서 나타난 결과로 보인다. 문재인 정권이 들어서며 치매를 국가가 책임지고 관리한다는 정책 방향이라 치매 문제가 더 자세하게 드러날 전망이다. 그러면 이 치매 숫자는 더 늘어나리라고 예상된다. 치매 인구 증가는 우리나라의 향후 심각한 문제가 될 전망이다.

3. 치매의 발병을 높이는 위험 인자들

 어떤 질환의 발생확률을 직접적, 간접적으로 상승시키는 신체적 또는 습관적 발병을 가져오는 위험요인을 '위험인자'라고 한다. 방대한 치매에 대한 각종 치매 발병 원인인 위험인자들을 살펴 종합해 보겠다. 먼저, 조절할 수 없는 위험인자부터 살펴보면 다음과 같다.

(1) 조절할 수 없는 위험 인자들

1) 나이

 알츠하이머병은 65세부터 5년마다 발생률과 유병률이 두 배씩 증가하여 90세에 최고점에 도달한다. 세월이 흐르면서 노화가 진행되어 환경적 요인이나 유전적 요인에 더 오랜 기간 노출되기 때문이다. 이런 요인들에 의해 알츠하이머 환자는 뇌에서 노인판(아밀로이드 플러그: 단백질인 베타 아밀로이드가 뇌에 쌓여 쓰레기처럼 뇌신경에 붙어 뇌신경을 죽임.) 과 신경 원섬유 매듭의 침착 부위와 양이 정상적인 뇌와 달리 많아진다. 그 결과 뇌신경이 죽어 제 기능을 못 하게 되어 치매가 온다.

2) 성별

알츠하이머병 유병률은 여성에게서 남성보다 월등히 높다. 그 이유는 호르몬, 교육, 평균 수명의 차이로 설명할 수 있다. 혈관성 치매는 여성보다 남성이 많지만, 고령이 되면 여성의 발병률이 높아져 90대 이후에는 치매 유병률 차이가 사라진다. 혈관성 치매의 경우, 성별에 따른 치매 위험도 차이는 에스트로겐(여성에게 많은 여성호르몬)이 베타 아밀로이드의 침착(노인판: 아밀로이드 플러그)을 감소시키고, 뇌혈류를 증가시키고, 아포지단백 유전자형의 작용을 조절하여 발병을 낮추기 때문인 것으로 보고된다.

3) 가족력

친형제가 알츠하이머병일 경우 90세에 알츠하이머병으로 진단될 위험도는 24~50%로 알려져 있다. 또한, 일란성 쌍생아일 때 한쪽이 알츠하이머병일 경우, 다른 쌍둥이도 40~50% 정도 일반인보다 유병률이 높아 가족력의 유전 영향력이 강하다.

부모가 모두 알츠하이머병이 있을 경우, 그 자손이 80세까지 이 병에 걸릴 확률은 54%이고, 이는 정상부모를 가진 사람의 유병률보다 무려 5배가 더 높다. 또한, 한쪽 부모가 알츠하이머병일 경우보다 1.5배나 치매 유병률이 높은 비율이다. 따라서 치매는 가족력을 잘 살펴봐야 하고 그에 따라 예방에 힘써야 한다.

(2) 조절 가능한 위험인자

조절 가능 위험인자는 치매 예방을 위해 노력하면 극복할 수 있는 것들이다. 알코올 섭취, 흡연, 비만, 고혈압, 당뇨병, 고콜레스테롤 혈증, 두부 손상, 우울증, 갑상선 기능 이상, 비타민 B12, 엽산, 호모시스테인, 심방세동, 뇌졸중 등이다.

1) 알코올 섭취

적절한 알코올은 심혈관과 뇌혈관 질환, 치매의 발병률을 낮춘다. 적절한 양의 알코올 섭취는 뇌에서 기억을 담당하는 대사 물질을 증강하고, 고밀도 지단백을 높여 혈관을 안정시킨다. 특히, 적포도주는 다른 술보다 심혈관과 뇌혈관 질환, 치매 예방 효과가 크며 항산화 물질이 들어 있어 인지 기능에 좋은 영향을 미친다고 한다. 하지만 과도한 섭취는 치매 발병률을 증가시켜 'U'자 형태의 위험인자가 된다. 치매를 부르는 다량의 알코올 섭취의 기준은 포도주로는 하루에 두 병, 맥주로는 3,000cc, 소주를 비롯한 증류주로는 반병 정도 되는 양이다. 여자는 남자보다 적은 양을 마셔도 올 수 있다. 이러한 분량의 술을 10~15년 동안 지속해서 마시면 치매가 올 수 있다.

2) 흡연

흡연은 알츠하이머병을 포함한 모든 치매의 위험요인이며, 심혈관 및 뇌혈관 질환의 확실한 위험인자다. 중년기에 흡연하면 20년 후 치매 질병이 올 확률이 비흡연자보다 두 배 높다.

3) 비만

비만과 과체중은 혈관 질환의 위험을 높이며, 특히 알츠하이머병과 혈관성 치매의 위험 요인이다. 중년기 신체 질량 지수의 증가는 치매, 특히 알츠하이머병의 위험인자이며 고혈압, 동맥경화, 지질 이상 등을 일으킨다. 비만은 제2형 당뇨병(인슐린 분비기능 남아있음. 성인당뇨병)의 발병률을 증가시키는데, 당뇨는 다시 뇌혈관 질환과 치매의 위험요인이 된다. 70세에 과체중인 여성은 신체 질량 지수가 정상인 사람에 비해 10~18년 후 알츠하이머병의 발병률이 3.6배 높다는 보고가 있다(양영순, 2018).

4) 고혈압

고혈압은 심혈관 질환, 열공경색(뇌의 작은 관통동맥에 병소, 혹은 구멍이 생겨 경색되는 것) 등 뇌혈관 질환, 혈관성 치매의 가장 중요한 위험인자다. 고혈압을 치료하면 혈관성 치매뿐만 아니라 알츠하이머병의 예방에도 효과가 있다. 고혈압뿐만 아니라 저혈압도 인지 기능을 저하시키므로 적절한 혈압관리가 중요하다.

5) 당뇨병

당뇨병은 인지 기능의 변화와 관련이 깊다. 제1형 당뇨병(췌장에서 인슐린이 분비되지 않아 발생하는 당뇨병. 평생 인슐린 주사 맞아야 함.)은 인지 속도를 늦추고 사고의 유연성을 감소시킨다. 제2형 당뇨병(인슐린 분비기능 남아있음. 성인당뇨병)은 학습과 기억, 사고 유연성과 속도에 영향을 미친다. 당뇨병과 치매의 연관성에 대해서는 제2형 당뇨병이 인지 기능 저하를 가속한다는 연구가 많다. 그 이유로는 첫째, 생체 내 당의 불균형이 혈관 손상을 일으키고, 이 때문에 미세 혈류장애가 일어나 병리 현상을 유발한다. 둘째, 당뇨병은 알츠하이머병의 위험을 증가시키는 기본 병인인 노인판(아밀로이드판-아밀로이드 플러그)과 신경섬유 매듭체 및 산화성 손상을 증가시킨다.

6) 고콜레스테롤 혈증

저밀도 지질 단백질은 뇌졸중을 동반한 치매의 독립적 위험인자이다. 고콜레스테롤 혈증은 동맥경화를 일으키고 혈류 흐름에 영향을 줄 뿐 아니라, 최근 연구에서 아밀로이드 전구단백질 대사를 조절함으로써 알츠하이머병에 나쁜 영향을 주고, 신경 세포 체내의 노인판(아밀로이드 플러그) 형성을 촉진했다. 로테르담 연구에서는 섭취하는 지방, 포화지방산, 콜레스테롤이 높으면 알츠하이머병을 포함한 치매의 위험도가 높아졌다. 또한, 핀란드에서 1,449명을 21년간 추적 관찰한 결과, 중년기(평균 50세)의 총콜레스테롤 양은 노년기의 알츠하이머병의 위험도를 증가시키는 것으로 확인되었다(양영순, 2018에서 재인용).

7) 두부 손상

사고 등으로 머리를 타격당하여 10분 정도 의식을 잃었을 경우, 치매 유병률이 두 배 정도로 증가한다는 연구보고가 있다. 젊은 시절 복싱, 오토바이 각종 스포츠 등을 즐기다 머리를 다쳐 10분 이상 정신을 잃은 경험이 있는 노인이 그렇지 않은 노인에 비해서 치매 위험이 2배 이상 증가한다는 국내 역학연구 결과도 있다(보건복지부, 2009). 특히, 성인기의 두부 손상은 노년기 알츠하이머병과 다른 치매의 위험성도 증가시킨다. 아포 윕실론 4 대립 유전자를 갖고 있는 사람이 의식을 잃을 정도의 두부 손상을 받을 경우 치매 위험은 약 10배 정도 높지만 아포 윕실론 4가 없는 사람들은 두부 손상과 알츠하이머병의 관련성이 없었다.

두부 손상에 의한 알츠하이머병의 위험도 증가는 남성에게만 관찰되고 여성에게서는 뚜렷하지 않은데, 여성 호르몬 에스트로겐이 신경보호역할을 한다는 가설이 제시되었다. 두부 손상이 뇌와 뇌척수액에서 아밀로이드 생성 경로를 활성화시키는데, 아포 윕실론 4 대립유전자를 가진 환자에서는 증가한 아밀로이드가 배출되지 않고 축적되어 알츠하이머병과 치매 발생률을 높인다는 말이다(양영순, 2018).

8) 우울증

우울증은 치매의 전조증상, 또는 초기 증상으로 나타날 수 있다. 또한, 우울증 환자는 치매로 진단될 정도로 심한 인지 기능 장애를 보이기도 한다. 우울증과 동반된 코르티솔(다양한 스트레스에 반응하여 분비되는 부신피질 호르몬-신체기관의 포도당 사용을 억제함) 증가가 스트레스를 일으키고 신경 세포를 괴사케 한다는 가설이 있다. 노인 우울증이 심해지면 뇌에서 도파민이라는 집중력을 관장하는 호르몬 분비가 적게 분출되고, 이 때문에 점차 기억력 장애가 생기게 된다. 따라서 우울증은 치매 발병률을 높이는 위험인자가 된다. 치매 환자의 인지 기능을 평가할 때는 우울증을 반드시 확인해야 한다.

9) 갑상선 기능 이상

갑상선 호르몬 이상 시 치매, 특히 알츠하이머병의 위험이 높아진다. 갑상선 기능 저하증은 노인에게서 흔히 나타난다. 프레밍엄 연구에서 2,000명의 갑상선 기능 이상 환자를 13년간 추적 관찰한 결과 209명에게 알츠하이머병이 생겼는데, 특히 갑상선 자극 호르몬 수치가 2.1 이상인 여성이 1.0인 여성보다 약 두 배나 치매 위험도가 높았다(양영순, 2018에서 재인용).

또한, 갑상선 기능 이상은 인지 기능 이상과 관련이 있다. 치매의 증상을 보이지 않는 갑상선 기능 저하증 노인에게서도 인지 기능 검사 중 단어 유창성, 시공간기능, 학습능력 등이 정상 대조군보다 낮은 수행결과를 보였다.

10) 비타민 B12, 엽산, 호모시스테인

비타민 B12가 저하되면 인지 기능이 정상인보다 낮아지는 경우가 많다.

엽산(비타민 B의 일종)의 저하는 심혈관 질환뿐만 아니라 알츠하이머병을 비롯한 치매의 위험인자다.

혈중 호모시스테인(단백질에는 포함되지 않는 천연아미노산)의 증가는 노인에게 흔하며 엽산 및 비타민 B12 결핍의 민감한 지표로 뇌혈관 및 심장 혈관을 포함하는 혈관성 질환의 중요한 위험인자다.

프레밍엄 연구에서 111명의 치매 환자를 8년 동안 추적 관찰한 결과 고호모시스테인 혈증 자체가 독립적으로 알츠하이머병의 상대 위험도를 1.8배 높였고, 특히 혈중 농도가 심하게 높을 경우에 위험도가 거의 두 배 이상 높아졌다(양영순, 2018).

11) 심방세동

심방세동(심장이 1분간 300~600의 빈도로 불규칙하게 소(小)수축을 반복하는 병)은 치매나 알츠하이머병의 발병위험을 높인다. 가늘게 불규칙하게 심장이 뛰므로 혈관 속의 혈액이 속도가 느려지며 혈전(핏덩어리-피떡)이 생기고, 이 혈전은 혈관을 막는 혈전 색전증(혈전으로 말미암아 혈관이 막히는 상태)을 일으키게 된다. 이것이 뇌혈관을 막아 뇌경색(뇌에 혈액을 보내는 동맥이 막혀 그 앞쪽의 뇌 조직이 괴사하는 병)을 일으킬 위험이 5배나 증가하는 것으로 밝혀졌다. 심방세동은 뚜렷한 뇌졸중 없이도 알츠하이머병과 혈관성 치매를 증가시키며, 심방세동을 가진 치매 환자는 사망 위험도 크다.

12) 뇌졸중(중풍: 한의학적 용어)

뇌졸중 후 치매는 열공성 뇌경색(높은 압력으로 소동맥 혈관벽이 두꺼워지고 딱딱해져 시간이 갈수록 혈관 속이 좁아져서 혈관 손상이 오고 막혀 그 부분에 뇌의 괴사가 일어나 생기는 병), 또는 좌측 반구에 병변이 있을 때 많이 동반된다. 뇌졸중 1년 후 생기는 혈관성 치매 발생률은 60세 이상에서 5.4%이지만, 90세 이상에서는 10.4%로 높아진다. 열공성 뇌경색 발생 4년 후 23%의 환자에서 치매가 발생하는데 이는 정상군의 4배~12배에 해당한다. 60세 이상에서 뇌경색을 앓은 환자의 치매 유병률은 26.3%인데 역시 정상군보다 무려 9.4배 높은 수치이다. 그만큼 뇌졸중은 치매의 커다란 위험인자이다.

4. 치매로 오인(誤認)하는 유사 증상들

어르신들은 나이가 들수록 뇌세포가 감소하므로 치매와 비슷한 증상을 보이게 된다. 사회적으로도 고립되어서 인간관계가 원활치 못하게 되고 대화상대도 없다 보면, 자연스럽게 인간관계와 언어사용에 이상 행동이 오게 되고 막연히 치매로 오인(誤認)하는 일도 생긴다. 또한, 스트레스가 심할 경우에도 치매와 비슷한 증상을 보이게 된다. 치매는 외상이나 질병에 의해 뇌에 손상이 지속해서 진행하는 분명한 질병인 데 비해 앞에 말한 어르신들에게 발생하는 자연스러운 유사 증상을 오인(誤認)하면 섣불리 치매로 잘못 진단하게 되고 잘못된 처방을 하게 된다. 치매는 분명한 질병이기에 정확하게 빨리 발견해야 도움이 된다. 따라서 다른 유사 치매 증상과 구별할 수 있어야 한다.

(1) 가성(假性) 치매(癡呆)- 노인 우울증(憂鬱症)

노인 우울증은 기분이 깊게 가라앉거나 절망감, 우울감 등 마음의 고통이 나타나는 증상이다. 우울증 때문에 의욕이 없어져서 사고력이 저하된 상태가 계속될 때, 치매와 같은 증상이 나타나는 경우가 있다. 움직임이 느려지고, 어떤 상황에서도 '몰라'라고 대답하는 일이 많아진다. 겉으로 나타나는 증상은 치매와 비슷하지만, 근본적인 원인은 우울증이다. 따라서 회복할 가능성이 높아서 '가성 치매'라고 한다(일본인지증케어학회, 2010).

65세 이상 인구의 10분의 1명이 걸릴 수 있는 정신 질환 장애이다. 이는 노인 인구 대비 치매 유병률과 비슷하다. 노년기의 정신건강과 관련된 가장 흔한 장애이기도 하다. 노인 우울증은 정신적인 증상만이 아니라 두통, 복통이나 위장 장애 등의 신체적 증상으로 나타나는 경우가 많다.

노인 우울증은 다양한 증상으로 나타나기 때문에, 우울증이라고 정확하게 진단하지 못하고 지나치기 쉬운 경우가 많다. 노인 우울증을 진단하기 쉽지 않은 이유는 본인이 우울증에 걸렸다는 것을 깨닫지 못할 뿐 아니라, 가족이나 친구 등 주위의 사람들도 기운이 없어 보이면 '나이 탓이다.', '늙어 혼자가 되었으니 기운이 없는 것이 당연하다.' 등으로 몰이해하여 방치하는 경우가 많기 때문이다. 잘 살펴보고 병원에 가기 전에 이 책에 나온 '한국형 노인 우울성 검사(GDS-KR)' 30문항짜리나, 혹은 이것을 단축한 15문항짜리 '한국형 간이 노인 우울증 검사(SGDS-K)' 중에 하나를 간단하게 실시하면 어느 정도 진단할 수 있다.

노인 우울증은 크게 세 가지 이유로 나타난다.

- 뇌의 노화가 진행됨에 따라 뇌 자체도 노화하여 실제로 뇌에 포함된 화학물질(신경전달물질) 일부에 양적 변화나 부조화가 나타나 부신피

질, 갑상선, 하수체 등에서 분비되는 호르몬이 우울 상태를 일으키기 쉽다고 보고 있다.
- 심리적으로 노년이 되면 노화에 따라 성격이 변하고, 그 때문에 스트레스에 대응하는 힘이 약해져 우울증이 일어나기 쉽다.
- 사회적 여러 가지 분야의 상실은 누구라도 피하기 어려운 경험이지만, 노인의 경우에는 상실감이 복합적으로 겹쳐서 타격이 크며 힘에 부쳐서 대처할 수 없게 되면 우울증이 발생하게 된다. 우울증이 치매와 유사한 행동을 나타낼 때도 있다. 그러나 노인 우울증과 치매는 분명히 구분된다(일본인지증케어학회, 2010).

(2) 치매와 혼동되는 섬망(delirium)

치매를 일으키는 질환들은 대부분 뇌에 그 원인이 있다. 하지만 노인의 경우, 특별히 뇌질환이 아니더라도 신체적인 질병이 뇌의 작용을 둔하게 만들어서 치매와 비슷한 증상을 일으키는 경우도 있다. 수술 후 마취에서 깨어난 직후, 언뜻 보면 치매 증상과 같은 행동을 하는데 일시적인 증상이기에 이것을 '섬망'이라고 한다. 섬망은 꿈과 현실의 경계에 있는 의식상태에서 나타나는 치매와 유사한 증상이나, 진짜 치매가 아니다. 얼마간 시간이 지나면 회복되기 때문이다. 65세 이상의 입원환자들을 조사했을 때, 약 30% 정도가 섬망 증세를 보였다는 보고가 있다. 오래되어도 증세가 나아지지 않으면, 원래 치매가 있었는데 수술을 계기로 그 증상이 확실히 드러난 것으로 치매 초기의 경우이다(일본인지증케어학회, 2010).

(3) 건망증(健忘症)

책상 위에 둔 서류를 찾아 온종일 사무실을 뒤지고 손에 열쇠를 든 채 자동차 안에서 안절부절한다거나 벨이 울리자 전화기 대신 다리미를 들었다는 등 건망증으로 인해 벌어진 일들이 항간의 웃음거리로 소개되고 있다. 하지만 다른 일이라면 모르지만 이런 이야기를 듣는 중년 이후의 직장인이나 주부들은 아마 가슴이 뜨끔해질 것이다. 자신에게도 빈번히 일어나는 일이기에 그렇다. 자신의 건망증(健忘症)이 도가 지나치다고 생각해 '혹시 치매가 오는 게 아닐까?' 걱정하게 된다.

그러나 너무 걱정할 필요는 없다. 건망증은 치매의 초기 증상일 수 있지만, 건망증이 곧 치매는 아니기 때문이다. 인간은 주위의 모든 일에서 받는 정신적 인상을 뇌 속에 등록시키고 저장했다가 다시 회상시키는 뇌의 활동을 끊임없이 반복한다. 이것이 바로 기억의 과정이다. 인간의 뇌는 22세까지 최대 발전하다가 그 이후로 점차 퇴행하기 시작하여 나이를 먹음에 따라 뇌세포도 점차 위축된다. 한 번 파괴된 뇌세포는 다시 재생되지 않지만, 다행스럽게도 인간의 뇌세포는 상상할 수 없을 만큼 많아 나이 변화에 따르는 감소로는 일상생활에 별 지장이 없다.

이와는 달리 어떤 병적인 원인으로 뇌세포가 급격히 파괴되는 경우가 바로 치매(癡呆)다. 치매는 기억에만 사소한 장애가 있는 건망증과는 달리 사고력이나 판단력에도 문제가 생기고 성격까지도 변하지만, 자신은 의식하지 못하는 경우가 대부분이다. 그러나 건망증(健忘症)은 단순한 기억 장애일 뿐 다른 지적 기능 등에는 전혀 문제가 없다. 건망증은 퇴화(退化)라는 기질적 요인 외에 정서적·심리적 요인으로 인해 나타나는 경우도 있다. 불안증이나 우울증이 있을 때, 심각한 스트레스 상황에 지속해서 노출되어 있을 때는 집중력의 저하로 인해 일시적인 기억저하가 흔히 일어난다. 이러한 때는 기억의 문제라기보다는 오히려 집중력에 문제가 있는 경우라 할 수 있다(삼성서울병원 『건강칼럼』).

일반건망증과 치매의 차이를 다음 〈표 1-7〉에서 자세히 구별할 수 있다.

〈표1-7〉 일반 건망증과 치매의 차이

건 망	치 매
사건의 일부분을 잊음 잊어버렸다는 자각이 있음 건망증이 심해지지 않음 일상생활에 지장 없음	사건 자체를 잊어버림 잊어버렸다는 자각이 없음 잊어버리는 정도가 심해짐 일상생활에 지장 있음

출처: 일본 인지증케어학회, 2010

(4) 노인 강박신경증

노인 강박신경증은 자신의 의지의 간섭을 벗어나서 특정한 생각이나 행동을 반복하는 상태를 말한다. 노인 강박신경증은 어르신이 특정한 생각이나 행동을 반복하기 때문에 치매와 유사한 모습을 보여 치매로 오인(誤認)하게 된다. 그러나 노인 강박신경증은 잠시 나타나는 증상인 데 비해, 치매는 지속해서 증상이 나타나는 것이 차이점이다.

강박신경증으로 내재한 불안은 자신의 의지로 어느 정도 가능하지만, 외부에 의하여 강박 행동을 강제로 중지하게 되면 처음에는 조절되는 것 같지만, 나중에는 불안증세가 다시 나타나게 된다. 그리고 자신의 강박증이 불합리한 것이고, 나쁜 것인 줄 알면서도 자신도 모르게 그 생각이나 행동을 반복하게 된다.

강박신경증이 심해지면 원치 않는 지속적인 생각이나 행동을 하게 되고, 이러한 충동이나 이미지 등이 자신을 더욱 불안하고 힘들게 해도 스스로 통제하지 못하고 생각이나 행동을 반복적으로 하게 되는 것이다.

이 때문에 일상생활, 학습, 사회적인 활동이나 대인관계에 막대한 악영향을 끼치게 된다.

(5) 노망(老妄)

노망(老妄)은 늙어서도 철이 들지 않아 아이들처럼 어리석은 행동을 하며 주변 사람들에게 폐해를 입히는 행동을 말한다. 과거에는 노인이 정신이 흐려져서 말과 행동이 비정상이면 노망이 들었다고 했다.

노망은 나이가 들어 어르신이 되면 노화가 일어나 뇌세포가 죽으면서 생기는 자연스러운 현상이다. 노망(老妄)과 치매(癡呆)와 차이는 노망은 신체노화에 따른 현상이고, 치매는 의학적 관찰로 진단되는 특정 원인을 가지는 질병으로 치료대상이다.

(6) 망령(妄靈)

망령(妄靈)은 "늙거나 정신이 흐려서 말이나 행동이 정상을 벗어나는 것, 또는 그런 상태"를 말한다. 망령(妄靈)은 노망보다 심한 경우에 사용하며, 부정적인 의미가 더 강하다. 망령(妄靈)도 노화(老化)에 따른 자연스러운 현상이지만, 치매는 의학적 진단으로 병으로 나타난 것이고 치료가 필요하다.

5. 치매의 진행단계

치매의 진행단계는 의학계에선 치매의 전 단계와 중간 단계, 치매 단계, 3단계로 나누고 있다. 치매 전 단계는 정상 단계와 건망증 단계가 있다. 건망증 단계도 정상과, 위험군과 중증, 3단계로 구분하고 있다. 중간 단계로 경도 인지 장애 단계가 있다. 그리고, 치매 단계이다. 초기, 중기, 말기로 나누게 된다. 이러한 구분은 치매의 예방과 치료를 위해서 중요하다. 정확한 진단이 되어야 정확한 예방과 치료를 할 수 있기 때문이다. 일반적으로 사람들은 건망증이 일어나면 혹시 치매가 아닐까 걱정을 하는 경우가 많다. 이때는 이것이 정상적인 건망증인지, 아니면 위험군의 건망증인지, 중증 건망증인지, 경도 인지 장애인지, 치매 초기인지를 검사지로 진단받거나 치매 전문병원을 방문하여 진단을 받아 확실하게 구분해야 한다. 병원 찾는 것을 두려워 말고 친한 이웃집에 놀러가는 것처럼 가야 치매 예방과 치료에 유익하다.

건망증과 치매는 큰 차이점이 있다. 예를 들자면 우리가 간혹 비가 오는 날 우산을 들고 나갔다가 집에 들어올 때 우산을 잃어버리고 그냥 오는 경우가 있다. 그런데 나중에 "아! 내가 우산을 거기에 두고 왔구나~!"라고 기억을 떠올릴 수 있으면 건망증이다. 하지만 아무리 생각해도 우산을 가지고 나간 그 사실 자체가 생각이 안 나는데, 딸이 "엄마! 아침에 ○○ 우산 갖고 나가셨잖아요?" 했을 때, 화를 내며 "야! 내가 언제 ○○ 우산을 갖고 나갔다고 그래!!?" 그러면 이것은 기억 자체가 사라진 것이기에 치매를 의심해 보아야 한다. 즉, 우산을 들고 나갔는지, 우산을 어디서 놓고 귀가했는지조차 모르면 이것은 단순한 건망증이 아니라 치매 검진을 받아 보아야 한다는 뜻이다.

이처럼 건망증이란 뇌의 어느 부위에 저장해 둔 기억을 필요할 때 꺼내어 쓰지 못하는 단순하고 일시적인 기억 장애이지만, 치매는 뇌의 기억세포가 파괴되어 기억 자체를 못하는 병이며 일종의 인격 장애이다. 건망증은 자신이 경험한 일 중에서 일부분만을 잊어버리지만, 치매는 자신이 경험한 일 자체를 완전히 잊어버린다. 그리고 자신이 어떤 경험을 잊어버렸다는 그 사실조차도 알지 못한다.

어르신들의 경우 위험군 또는 중증의 건망증을 내버려두면 뇌의 퇴화가 빨라질 수 있다. 따라서 건망증이 심하고 지나치게 자주 나타나는 경우에는 치매 또는 중풍(뇌졸중) 초기 증상일 수 있으므로 반드시 병원에 가서 검진을 받고 치료를 받아야 한다(박주홍, 2018).

박주홍 박사가 나눈 인지 장애의 4단계(정상➡건망증➡경도 인지 장애➡치매)를 중심으로 설명하도록 하겠다. 먼저, 치매 전 단계인 정상 단계, 건망증 단계를 살펴보고, 둘째로 건망증과 치매의 중간 단계인 경도 인지 장애 단계를 설명한다. 그리고 치매 단계로 초기, 중기, 말기를 알아보게 된다. 의학계의 대체적인 분류와도 대동소이하다.

〈도표1-8〉 인지 단계의 4단계(정상➡건망증➡경도 인지 장애➡치매)

정상	건망증(주관적 인지 장애)			경도 인지 장애 (MCI, Mild Cognitive Impairment) 기억성 경도 인지 장애는 향후에 치매가 발병할 위험이 크며, 특히 알츠하이머성 치매(알츠하이머병)로의 전환이 매년 10~15% 예상됨.	치 매 (Dementia)		
	주관적 인지 장애를 가진 사람들의 일부는 기억력이 점점 악화되어 경도 인지 장애로 발전하기도 함. 따라서 이 단계에서 치매를 적극적으로 예방하도록 노력해야 함. 치매를 걱정하는 것 자체가 스트레스가 되어 치매를 유발할 수 있으므로 치매에 대한 부정적인 생각보다는 긍정적으로 치매를 예방한다는 생각을 할 것. 치매의 예방적 치료는 건망증의 위험군에서부터 시작함.						
정상	위험군		중증		초기	중기	말기
치매 전 단계				건망증과 치매 중간 단계	치매 단계		

출처: 박주홍, 2017

(1) 치매 전 단계들

1) 1단계: 정상

대상자와의 임상 면담에서도 기억 장애나 특별한 증상이 발견되지 않는 정상 상태를 말한다.

2) 건망증(주관적 인지 장애: SCD, Subjective Cognitive Decline)

치매란 인지 기능 저하로 일상생활에 장애가 생기는 것을 말한다.

건망증을 치매 증상으로 확신하면 안 된다. 기억력 저하의 원인이 뇌질환 외에 다른 데에 있을 가능성도 있다. 첫째, 심한 스트레스나 우울증이 있는 경우에 주의 집중이 힘들어지고 기억력이 떨어질 수 있다. 둘째, 여성의 경우에 갱년기로 인한 호르몬 변화가 생기는데, 이것이 원인일 수도 있다. 셋째, 건강에 대해 지나치게 염려하는 성격인 사람은 조금만 깜빡하거나 실수가 생겨도 "치매가 걸린 것은 아닌지…" 하고 확대 해석하여 생각하기도 한다. 그 밖에 갑상샘 기능 저하증이나 비타민 결핍증, 간 질환 등 몸에 다른 내과적인 질환이 있을 때에도 기억력에 영향을 줄 수 있다. 건망증 때문에 병원에 방문해서 신경 심리검사를 받았을 때, 결과에서 인지능력 손상이 나타나지 않는다면 정상적인 노화과정일 가능성이 높다. 스스로는 기억력은 떨어졌다고 호소하지만, 검사 결과가 정상에 속하는 경우, 주관적 인지저하(Subjective Cognitive Decline- SCD)라고 한다. 주관적이라는 말 속에는 기억력이 나빠졌다고 인식은 하지만 객관적인 인지검사에서는 정상 수준이라는 뜻이 들어 있다(박경원 외, 2017). 건망증의 단계도 정상, 건망증의 위험군, 중증 건망증으로 나누어진다.

  주관적 인지 장애를 가진 사람들의 일부는 기억력이 점점 악화하여 경도 인지 장애로 발전하기도 한다. 따라서 이 단계에서 치매를 적극적으로 예방하도록 노력해야 한다. 치매를 걱정하는 것 자체가 스트레스가 되어 병을 유발할 수 있으므로, 치매에 대한 부정적인 생각보다는 긍정적으로 치매를 예방한다는 생각을 해야 한다. 치매의 예방 치료는 건망증의 위험군 시기부터 시작한다.

  정말 중요한 것은 건망증이다. 건망증 중에서 정상적인 건망증은 사실 누구에게나 있으므로 치료할 필요가 없다. 그러나 건망증 중에서도 위험군의 경우와 중증 건망증은 스스로 좋아지기 어렵다. 건망증을 그대로 두면 뇌의 퇴화가 빨라질 수 있다. 그러므로 병원에서 꼭 치료해야 나중에 치매로 발전하는 것을 막을 수 있다. 따라서 건망증도 정상적인 건망증인지, 위험군의 건망증인지, 중증의 건망증인지를 진단하는 것이 중요하다. 이것을 구분하는 것이 치매의 예방과 치료를 위해서 매우 중요하다(박주홍, 2018).

(2) 건망증과 치매의 중간 단계: 경도 인지 장애
(MCI, Mild Cognitive Impairment)

경도 인지 장애는 정상 노화와 치매의 중간 단계를 말한다. 동일 연령대에 비해 인지 기능이 떨어져 있는 상태다. 일상생활을 수행하는 능력은 보존되어 있어 아직은 치매가 아니다. 그러나 치매의 위험이 큰 상태를 말한다. 경도 인지 장애가 있는 사람이 가장 많이 겪는 증상은 기억력 저하이다. 구체적으로 사람의 이름을 기억하지 못한다. 더 나아가 통상 사람, 장소, 시간을 알아보는 능력인 지남력 장애가 온다. '저 사람, 혹은 자신은 누구인가?', '이곳은 어디인가?', '오늘은 몇 월 며칠인가?' 등에 대한 명확한 답을 내놓지 못하는 것이다. 그 밖에도 집중력, 언어능력 등이 손상된다. 이 단계에서의 기억력 저하 중에서 특히, 옛날 일은 잘 기억하는데 최근의 일을 깜빡한다는 것이다. 건망증과 경도 인지 장애의 차이점은, 경도 인지 장애는 같은 나이 또래의 사람들보다 기억 장애의 정도가 심각하고 작년보다 올해에 눈에 띄게 기억력이 나빠진다는 것이다. 치매 중에 가장 예후가 나쁜 유형이 알츠하이머 치매인데 이것도 경도 인지 장애에서부터 잘 치료하고 관리하면 증상의 악화를 막을 수 있고 치매로 진행하는 것을 최대한 늦출 수 있다. 경도 인지 장애는 치매 단계가 아니다. 이 단계에서 조기치료를 통해서 치매를 예방하는 것이 가능하다.

보건복지부가 국가적 차원에서 처음 시행한 '2008년 치매 유병률 조사' 결과를 보면 65세 이상 노인(전체 인구의 10.3%, 501만 6천 명) 중 치매 환자가 8.4%에 이르고, 치매 위험이 큰 경도 인지 장애(치매 직전 단계)는 65세 이상 노인 중 1/4에 이르는 것으로 추정하고 있다. 상당히 많은 비율이다.

기억성 경도 인지 장애는 향후에 치매가 발병할 위험이 크며, 경도 인지 장애를 가진 어르신이 특히 알츠하이머병이 생기는 비율이 매년 10~15%로 예상된다. 이 내용을 달리 이야기하면, 경도 인지 장애 환자군의 약 80%가 6년 이후에 알츠하이머성 치매로 전환된다는 것이다. 경도 인지 장애 중, 기억상실형 경도 인지 장애가 대부분 알츠하이머병으로 이행되는 반면, 비기억상실형 경도 인지 장애환자들은 알츠하이머병과는 다른 신경 병리를 가지는 경우가 많아 향후 전두측두엽 치매나 혈관 치매 같은 다른 치매 질환으로 진행될 가능성이 높다. 일반적으로 치매가 걸리면 치료가 매우 어렵다. 따라서 건망증 위험군과 중증 건망증 단계에서 치료되지 않으면 경도 인지 장애를 거쳐 치매로 발전할 위험성이 높다. 경도 인지 장애 때, 빨리 진단받고 치매 예방을 위해 애쓰면 쉽게 치매를 예방할 수 있는 단계이다. "호미로 막을 것 가래로도 못 막는다."는 속담이 있듯이 치매에 있어 호미로 막을 수 있는 마지막 좋은 기회요, 돌이킬 수 있는 치매 직전 진행 단계이다.

(3) 치매의 3단계

치매는 초기 건망기를 거쳐서 중기 혼동기, 말기 치매기로 진행된다.

〈표1-9〉 단계별 대표적인 치매의 증상

초기: 건망기 치매 증상	• 기간: 1~3년 • 방금 했던 내용의 말, 질문 반복 • 다른 사람의 말을 이해하지 못하고 동문서답 • 최근 생긴 일들을 잊거나 기억하지 못함 • 말하려는 단어가 떠오르지 않아 머뭇거림 • 중요한 물건을 둔 장소를 잊어버림 • 약속한 날짜와 시간을 기억하지 못함 • 셈이 느려지고, 짜증이 늘어남
중기: 혼동기 치매 증상	• 기간: 3~8년 • 며칠 안쪽에 생긴 일들을 잊어버림 • 집 주소, 전화번호, 가족 이름 등 잊어버림 • 낯선 장소는 물론 익숙한 곳에서도 길을 헤맴 • 가전제품 사용 및 돈 관리 불가능 • 움직임 느려지고 혼자 외출하는 것 불가능 • 모발정리, 착의, 화장 등에 타인 도움 필요 • 의심이 심해지고 폭력성 증가

말기: 치매기 치매 증상	• 기간: 8~12년 • 신체의 운동기능 및 감각기능까지 약화됨 • 생일, 고향, 타인, 이름, 번호 등을 모름 • 자신, 자식, 배우자를 알아보지 못함 • 전혀 말을 하지 않거나 혼자 웅얼거림 • 근육이 굳어져 거동이 힘들어짐 • 대부분 누워 지내며 대소변을 가리지 못함

1) 초기: 건망기 치매

알츠하이머병이 진행되는 단계이다. 치매 초기 단계에서는 기억력과 사고력 저하가 분명하고 일상생활에서 다른 사람의 도움이 필요해지기 시작한다.

자신의 집 주소나 전화번호를 기억하기 어려워하며 길을 잃거나 날짜, 요일을 헷갈려한다. 그러나 자신이나 가족의 중요한 정보는 기억하고 있으며 화장실 사용에 남의 도움이 필요 없는 단계이다.

2) 중기: 혼동기 치매

중기 혼동기 단계는 임상면담에서 중증의 인지 장애가 발견되는 단계로 중기의 알츠하이머병이 진행되는 단계다. 중기에서는 기억력이 더 나빠지고, 성격변화가 일어나며 일상생활에서 많은 도움이 필요하게 된다.

중기 혼동기에 이르면 최근 자신에게 일어났던 일을 알지 못한다. 주요한 자신의 과거사를 기억하는 데 어려움을 겪는다. 익숙한 얼굴과 익숙하지 않은 얼굴을 구별할 수는 있다. 그러나, 배우자나 간호인의 이름을 기억하는 데 어려움이 있다. 기억력은 단기 기억력부터 붕괴하기 때문이다. 대소변 조절도 하지 못하기 시작하여 다른 사람의 도움이 필요하다. 옷도 혼자 갈아입지 못하여 다른 사람의 도움이 없이는 적절히 옷을 입지 못한다. 할 일 없이 배회하거나, 집을 나가면 길을 잃어버리는 경향이 있으므로 주의해야 한다. 이 단계는 성격변화가 일어나기도 하고 행동에 많은 변화가 생긴다.

3) 말기: 치매 단계

말기 치매 단계가 마지막인데 '후기 중증 인지 장애'라고도 한다. 이 단계에서는 이상 반사와 같은 비정상적인 신경학적 증상이나 징후가 보여 정신이나 신체가 자신의 통제를 벗어나게 된다.

말기 치매 단계에 이르게 되면 식사나 화장실 사용 등 개인 일상생활에서 다른 사람의 상당한 도움이 필요하게 되며, 누워서 생활하는 시간이 많아지게 된다. 대부분 누워 있는 모습을 보자면, 꼭 어린 아기가 엄마 배 속에 있을 때 모습으로 웅크리고 있는 모습을 보게 된다.

6. 치매에 따른 분야별 장애 증상들

치매의 원인이 다양하므로 치매의 증상도 매우 다양하다. 크게 인지 기능 장애, 언어적 장애, 신체적 장애, 정서적 장애, 행동장애가 있다.

(1) 인지 기능장애 증상들

인지 기능이란 지식과 정보를 조작하는 능력을 말한다. 치매에 걸리면 인지 기능장애가 생기는데 치매와 관련된 인지 기능에는 지남력, 기억력, 주의 집중력, 판단력(전두엽기능), 계산능력, 시공간력, 시지각 능력 등을 들 수 있다.

1) 지남력 장애

지남력이란 시간과 장소, 상황이나 환경 등을 올바로 인식하는 능력을 말한다. 치매에 걸리면 치매 초기에는 지남력 저하를 보이는데 시간, 장소, 사람을 올바로 인식하는 능력이 떨어지게 된다. 먼저 시간에 대한 인식, 장소에 대한 인식, 사람에 대한 인식 순서로 능력을 잃게 된다.

치매가 시작되면 시간에 대한 인식에서 '지금은 몇 년도인지, 몇 월인지, 무슨 요일인지의 날짜 구분이 어려우며 혹은 지금 무슨 계절인지, 몇 시인지' 구분하는 능력이 사라지게 된다.

장소에 대한 인식능력이 저하되어 자신이 어디 있는지, 어디로 가야 하는지, 지금 있는 주소는 무엇인지 등과 같은 장소에 대해 인식하는 능력이 떨어지게 된다. 그리고 사람도 알아보지 못하게 된다.

2) 기억력 장애

기억력이란 이전의 경험이나 자극을 뇌 속에 저장했다가 떠올리는 능력을 말한다. 건강한 사람은 일상에서 얻어지는 인상을 뇌 속에 저장하였다가, 다시 기억과 회상을 하며 뇌의 활동이 끊임없이 이루어진다.

기억의 과정은 첫째, 새로운 경험을 저장하는 작용, 둘째, 기명된 내용이 망각되지 않도록 유지하는 작용, 셋째, 유지하고 있는 사항을 회상할 수 있는 활동으로 이루어지는데 이것을 기억의 3요소라고 한다(전도근, 2018).

기억은 전두엽의 대뇌피질에 저장되고, 해마는 기억형성에 관여하는 것으로 보인다. 사람의 뇌가 22세를 중심으로 점차 쇠퇴하며 뇌세포도 나이가 들수록 계속 죽게 된다. 한 번 파괴된 뇌세포는 다시 재생되기 어렵지만, 다행히 인간의 뇌세포는 우리가 상상할 수 없을 만큼 많아서 나이 변화에 따르는 뇌세포의 감소가 일상생활을 위협하지 않는다.

그러나 치매에 걸리게 되면 뇌 기능에 손상을 입기 때문에 기억력 장애가 생긴다. 알츠하이머병에 걸리는 경우, 기억을 입력하는 데 중요한 구실을 하는 해마가 손상되거나 망가진다. 이런 이유로 치매 환자는 기억 정보가 잘 입력되지 못하여, 최근에 있었던 일을 기억하지 못하는 특징을 보인다.

치매 어르신에게 가장 흔하게 나타나는 증상은 기억력 장애다. 기억력 장애는 초기에는 작업 기억력(단기 기억력)의 감퇴가 주로 나타나고, 점차 장기 기억력도 상실하게 된다.

가) 작업 기억(단기 기억)

작업 기억은 경험한 것을 잠시 동안만 기억하게 되는 즉각적인 기억을 말한다. 예전에는 단기 기억이라고 했는데 요즈음은 더 정확하게 작업 기억이라고 한다. 이 작업 기억은 비교적 불안정하며, 머리에 외상을 입거나 전기충격 등으로 의식을 상실하거나, 뇌에 손상이 있는 치매에 걸리면 작업 기억이 쉽게 소실된다.

치매 초기에는 기억력 중에 작업 기억이 먼저 상실된다. 금방 들은 전화번호나 사람의 이름이 기억나지 않으며, 대화 중에도 중요하게 기억해야 할 것을 쉽게 잊어버린다. 자신이 지금 해야 할 일도 기억나지 않게 된다. 그 결과 많은 난처한 경우가 생긴다. 물을 사용하다 그대로 틀어놓는다거나, 다리미로 옷을 다리다가 그대로 두기도 한다. 전기장판이나 가스 불을 끄지 않은 채 그대로 두어 위험한 일들이 벌어진다.

치매 환자는 본인이 기억나지 않는 것을 인정하는 것을 싫어하여 작화증(공화증, 허담증: 사실에 근거가 없는 일을 말하는 병적 상태)을 보이기도 한다.

나) 장기 기억

장기 기억은 용량에 제한이 없다. 경험한 것을 수개월에서 길게는 평생 의식 속에 보존되는 기억을 말한다. 기억이 장기 기억으로 저장되기 위해서는 부호화, 공고화, 저장, 인출이라는 4단계가 필요하다

치매의 진행이 오래되어 심해지면 비교적 잘 유지해 왔던 장기 기억에도 문제가 생긴다. 장기 기억에 문제가 생기면 의사소통에서 똑같은 말을 반복하거나 말을 더듬는다. 익숙한 장소에서도 방향감각을 잊어버린다. 친구와의 약속, 약 먹는 시간, 친구나 심하면 가족의 이름이나 전화번호 등을 잊어버리기도 한다.

장기 기억에 지속해서 손실이 오면 본인의 생일이나 이름도 기억하지 못하게 된다. 계속 내버려두게 되면 가족의 얼굴이나 친구의 얼굴까지도 잊어버리게 된다. 본인은 알지 못하지만, 자신이 사랑하는 가족이나 친지들은 이러한 상황을 고통스럽게 느끼게 된다.

3) 주의 집중력 장애

주의 집중력은 어떤 일을 할 때 상관없는 주변 소음이나 자극에 방해받지 않고 그 일에만 몰두하는 능력이다. 주의 집중력은 환경과 감각으로부터 얻어진 정보를 통해 결정을 내리는 것을 돕는데 치매에 걸리면 주의 집중력이 떨어진다. 치매에 걸리면 1~5까지 숫자를 세는 간단한 주의 집중을 하지 못한다. 또한, 5~1까지 숫자를 거꾸로 세는 일은 더 어려워한다. 심하면 주의집중장애로 전혀 설문지검사조차 시행할 수 없게 된다(김태유, 2017).

4) 판단력 장애(전두엽 기능장애)

판단력은 사물을 올바르게 인식하고 평가하는 사고능력을 의미한다. 치매에 걸리면 무엇을 결정할 때 시간이 걸리거나 잘못 결정하는 장애가 온다. 판단력 장애가 생기면 사물을 인지하지 못하거나 의미를 파악하지 못하며, 사물의 모양이나 색깔을 파악할 수는 있어도 그 사물이 무엇이며 용도가 무엇인지를 모르게 된다. 치매 환자가 이 증세를 보이면 여러 가지 문제가 생겨 직장에서도 가정에서도 주변 사람들이 이상을 알게 되어 일을 맡길 수 없게 된다. 판단력이 흐려지면 자신이 무엇을 해야 할지 결정을 잘 못한다. 돈 관리도 잘 안 되어 필요 없는 물건을 구매하기도 한다. 올바른 판단으로 올바른 결정을 하지 못하는 사태가 벌어진다.

초기에는 복잡한 일의 해결에 경미한 실수를 하는 데서 시작된다. 일상적인 사회생활에는 장애가 없으나 복잡한 일은 해결하지 못한다. 더 심하게 되면, 단순한 문제를 제시해도 다른 이야기만 하여 판단 자체를 하지 못하게 된다. 나중에는 자신의 주위에 일어나는 일에 전혀 무관심하고 판단력이 전혀 없는 상태가 된다(김태유, 2017).

5) 계산능력 저하

계산능력은 물건 또는 값의 크기를 비교하거나 주어진 수나 식(式)을 연산의 법칙에 따라 처리하여 수치를 구하는 능력을 말한다. 치매에 걸리면 계산 능력이 떨어져 간단한 더하기나 빼기 계산도 못 하게 된다. 물건을 사고 화폐의 가치를 계산하는 데 어려움을 겪는다. 계산능력이 저하되면 일상생활에서 수에 관련된 일에 곤란을 겪게 된다(전도근, 2018).

6) 시공간력 장애

사물의 크기, 공간적 성격을 인지하는 능력을 말한다. 치매에 걸리면 시공간을 인식하는 능력에 장애가 생겨 익숙한 거리에서 길을 잃게 된다. 따라서 집을 찾지 못하고 길을 잃어버리게 된다. 초기에는 길을 가다가 방향 감각이 떨어져 혼란스러운 경우가 있다. 그다음 단계에서는 익숙하지 않은 곳에서 길을 잃게 되고, 더 심해지면 집 주위나 동네에서 자기 집을 찾아오지 못하게 된다. 심지어 집안에서 자기 방이나 화장실을 찾지 못할 정도로 시공간력 장애가 심해진다.

7) 시지각 기능 저하

시지각 기능은 시각을 통해 수용한 시각적 자극을 정확하게 인지하는 능력과 외부환경으로부터 들어온 시각 자극을 선행경험과 연결하여 인식, 변별, 해석하는 두뇌능력을 말한다. 치매 환자는 시지각 기능이 저하되어 사물의 형태, 모양, 색깔을 구별 못 하는 증상들이 나타난다. 심지어 앞에서 달려오는 자동차가 자신에게 돌진할 때도 자동차 사진이 점점 커지는 정도로 인식하여 위험을 못 느끼는 심각한 시지각 기능에 장애가 생긴다.

(2) 언어적 장애 증상들

언어는 자신의 생각이나 감정을 표현하고, 다른 사람의 말을 이해하여 의사를 소통하기 위한 소리나 문자 등의 수단을 말한다. 치매 환자 중에는 기억이나 지능에 현저한 장애가 나타나 대화하는 데에 장애를 겪는 경우가 많다.

언어장애 초기증상부터 심각한 상태까지 단계별로 살펴보면 다음과 같다. 1) 처음에는 말수가 줄어들거나 표현력이 전보다 약간 저하된다. 2) 말의 조리가 없어지기 시작하고 자기 이야기만 하려고 한다. 3) 긴 문장으로 사용하지 못하고 짧게 이야기하면서 간단한 의사소통만 가능하다. 4) 대화의 내용이 지리멸렬하여 의사소통이 안 된다. 5) 심각한 상태가 되면, 알아들을 수 없는 이야기, 감탄사를 중얼거리거나, 또는 전혀 말을 하지 못한다.

치매 환자가 말을 하지 않는다고 해서 가족이나 돌보는 사람이 말을 안 하게 되면 더욱 빨리 언어사용 능력이 떨어진다. 따라서 치매 환자와의 적절한 의사소통 기법을 습득해 계속 말을 하도록 자극해 주어 언어기능 저하를 막아주어야 한다.

(3) 신체적 장애

치매에 걸리면 나타나는 신체적인 특성은 치매 초기에 가벼운 두통과 현기증이 나타난다. 따라서 치매인 줄 모르고 지나가는 경우가 많다. 치매 후기에 비교적 신체적 증상들이 나타난다.

치매가 진행되면 신체적 움직임이 점차 줄어들고, 보행 불안전, 식사, 착의, 세면, 개인위생이 어려워지며 배뇨 및 배변 등에 장애가 생긴다. 노쇠하여 합병증이 많이 생기고 고혈압, 뇌졸중, 심장질환, 신경통, 피부질환, 호흡기 질환, 관절염, 마비 등에 걸리는 경우가 많고 일상생활이 어려워진다.

단계별로 살펴보면 다음과 같다.

1) 개인위생, 옷 갈아입기 등이 약간 게을러진다.
2) 화장실 사용, 세수, 목욕, 옷 입기 중에 일부 지속적인 도움이 필요하다.
3) 식사, 화장실 사용, 세수, 목욕, 옷 입기 등에 많은 도움이 필요하다.
4) 치매 말기에는 식사, 개인위생, 옷 입기 등 일상생활의 모든 것을 전적으로 도움을 받아야 하는 누워서 꼼짝 못 하는 상태까지 이른다.

(4) 정서적 장애

정서란 사람의 마음에 일어나는 여러 가지 감정을 말하며, 치매에 걸리게 되면 정서적인 장애가 나타난다.

1) 인격변화 증상

치매에 걸리면 후기로 갈수록 인격의 변화가 생긴다. 인격이 변화되면 환자가 본래 가지고 있던 성격이 내성적으로 바뀌게 된다.

편집증적인 망상(병적으로 생긴 잘못된 판단이나 확신)을 갖고 있는 치매 환자는 주변 가족들이나 돌보는 사람을 가장 괴롭히는 경우다. 예를 들면, 피해망상이 나타나면 주변 사람들이 자기 것을 훔쳐간다고 도둑으로 여긴다. 자기가 텔레비전으로 감시받고 있다고 여기기도 하는 등 다양한 망상에 빠지게 되며 주변 사람들을 괴롭힌다. 치매로 인해 내성적으로 되고 편집증적인 망상을 가진 경우가 가족들에게는 심한 고통을 준다. 이 경우, 가족들과 돌보는 사람에게 적대적으로 대하며 심하게 괴롭히기도 한다. 가족이나 가까운 사람들이 가장 상처를 많이 받게 하는 증상 중 하나다.

2) 성격변화 증상

치매에 걸리면 점차 세상일에 대해서 무관심해지고, 다른 사람 만나기를 꺼린다. 다른 사람의 욕구에 전혀 관심이 없어진다. 그리고 자신의 행동이 다른 사람에게 미치는 영향에 개의치 않는다. 그리고 다른 사람의 욕구에 전혀 무관심하다. 예를 들면, 장례식에서 크게 웃고 떠들면서도 눈치가 없다. 자기중심으로 행동하고 이기적이 되어가고 대체로 활동적이던 사람이 수동적이고 냉담해진다.

3) 외모에 대한 무관심 증상

치매에 걸리면 점차 자신의 외모에 관심이 없어져 몸을 깨끗이 하지 않아 지저분하게 된다. 평소에 깔끔하고 깨끗하던 사람도 위생관념이 사라지고 지저분해진다. 모든 활동에 흥미와 의욕이 없어지는 등 우울증이 심해진다.

4) 정신 장애

치매에 걸리면 자신도 모르게 불안, 초조, 우울증이 심해진다. 감정의 굴곡이 생기거나 무관심해진다. 무관심하게 되면 감정이 실종되고, 무감동(치매 대상자 초·중기에 50% 내외에서 나타나는 증상으로서 즐거움, 슬픔 등을 느끼지 못하거나 표현하지 못함.) 증상이 따른다. 환청(조현병 현상으로 어떤 소리나 사람의 목소리가 들리는 현상), 환시, 환촉 같은 감각 기능상의 장애가 발생한다. 이 때문에 피해망상증도 흔히 발생하여 스스로 자해하거나 타인을 공격하여 위해를 가하기도 한다.

5) 기타

치매에 걸리면 점차 소유의 개념을 잃어버려 자신의 물건이 무엇인지를 모르게 된다. 자기 물건과 타인 물건 구분하지 못하고 남의 것도 막 뺏기도 한다. 염치를 모르게 되어 자신에 대한 다른 사람이 부정적인 생각을 하는지 알지 못한다.

(5) 행동 장애

치매가 심해지면 보호자만 졸졸 따라다니던가, 혹은 혼자 무작정 집을 나가 사라지거나, 특별한 목적 없이 배회하는 증상이 나타난다.
행동장애가 나타나면 치매 환자는 심하게 초조한 모습을 보이면서, 때때로 보호자나 다른 사람에게 화를 내거나 폭력적인 행동을 하기도 한다. 그리고 가족이나 돌보는 사람에게 계속 의미 없는 질문을 반복해서 묻거나, 지속해서 뭔가 불만을 드러내기도 한다.

치매가 진행될수록 신체적인 기능이 떨어져 넘어지거나 부딪혀서 신체적 상해를 입을 수 있다. 심하면 스스로 자신의 몸을 자해하기도 한다. 심각한 문제는 치매 환자를 돌보는 가족이나 보호자를 대상으로 공격적인 행동을 함으로 타인에게 피해를 주는 사고가 나기도 하는 경우다.

이럴 때, 치매 특성을 모르면 가족이나 보호자들은 일부러 나를 골탕먹이나 싶어서 심한 스트레스를 받으며 맘고생을 하게 된다.

7. 치매에 따른 문제와 비용들

치매는 본인에게도 불행한 일이지만 가족에게도 경제적인 부담과 정신적인 고통과 육체적인 고통을 준다. 그리고 국가나 사회적으로도 문제와 부담을 주는 질환이다.

(1) 본인이 당하는 고통의 문제

어르신들이 제일 무서워하는 것이 자신을 잃어버리고 짐승처럼 변하는 치매다. 치매는 인자하고 자상하던 부모로서의 존엄성을 상실하게 만든다. 어린아이처럼 혹은 짐승처럼 되어서 자기 생명보다 더 사랑하는 자녀들에게 짐이 되게 한다. 사실 부모로서는 이러한 치매에 걸리는 것을 가장 두려워하고 싫어한다. 치매는 대개 65세 이상의 노인들에게 발생하는 노인성 질환이며, 뇌의 만성 혹은 진행성 질환에서 발생하므로 치매에 걸리면 시간이 지날수록 증상이 심해진다.

치매가 심해지면 자신의 행동을 통제하기가 어려워져서 일상생활을 하기 어렵고, 대소변 분변이 어렵고, 자해하기도 하고, 보호자나 간호인을 공격하기도 한다. 말기에는 누워서 지내며 대소변도 못 가리며 남의 도움을 받다가 사망하게 된다. 본인 생명의 소중함과 인권의 존엄성을 찾기 어려운 비참한 모습이다. 치매 초기 때는 의식이 있으므로 자신들이 자녀들에게 짐이 되는 것을 괴로워한다. 자신이 무능력하고 쓸모없는 인생이요, 자녀들에게 짐이 되는 것에 대한 자괴감으로 더욱 스트레스를 받게 되고 고통스러워한다.

(2) 치매 환자를 둔 가족의 문제와 비용

2011년 치매 노인실태조사에 따르면 시설 입소 전까지 1명의 가족이 하루 평균 5시간, 최대 10시간을 돌보는 것으로 나타났다. 돌봄 기간도 치매 발병 후 4년~10년을 돌보는 것으로 보고된다. 치매 돌봄 제공자의 5.7%가 조기 퇴직하는 것으로 조사되었다. 의료비, 요양비 등 치매 환자 1인에게 들어가는 비용이 2015년 기준으로 연간 2,033만 원이나 들었다. 2011년 이후 치매 배우자를 간병하다가 너무 힘들어 살해한 경우도 2017년까지 18건(경향신문 17.05.16)이나 되었다(오세제, 2018, p.10). 2018년 10월 1일 현재 중앙치매센터 홈페이지에는 「치매 오늘은」 코너에 2017년 기준으로 치매 환자 수가 724,857명이고, 치매 비용은 14조 7,396억 원으로 나온다. 비용을 환산해 보면 치매 환자 1인당 2,033만 원 정도로 든다. 얼마나 치매 환자를 둔 가족들이 경제적으로 힘들지를 보여주는 통계이다. 평균치인데도 그 정도라면, 치매가 심한 분들의 경우는 말할 수 없는 경제적 고통을 가족들이 감내해야 하는 실정이다.

2018년 현재도 치매 의료 사각지대가 있어 여전히 가족부담이 엄청나다. 2015년 기준 치매 어르신 1인당 비용 2,033만 원 중 직접의료비가 1,084만 원인데 70% 정도를 국가가 보장해 주는 것으로 나타났다. 물론 경증치매 어르신들은 많이 제외된다. 2016년 통계를 보면, 69만 명의 치매 어르신 중 장기요양서비스 수혜자는 30만 명에 그쳐 절반도 안되는 43%만 요양등급을 받는 것으로 나타났다. 특히, 중증 치매 환자의 이상 행동 증상 치료를 위한 전문적 의료시설이나 지원이 턱없이 부족하였다. 그 이유는 일반병원은 내·외과적 치료가 필요한 치매 환자를 감당할 수 없어서 피하기 때문이다(오세재, 2018). 치매 환자 가족이 겪는 고통은 치매 환자와 가족에 대한 지원체계가 미흡하기 때문이다. 치매 가족에게 정보제공, 돌봄 지원체계가 부족하다. 특히, 치매 전문상담인력 및 사례관리가 부족한 점이 지적된다. 2016년 치매 전문교육 수료자가 총 4만 3천여 명으로 보고되는데, 현재 현직 종사자 수는 훨씬 더 적다. 이 치매 환자를 치료하는 의사와 돌보는 치매 예방 지도사 혹은 인지개발지도사 등 전문 인력이 절대적으로 많이 확충되어야 한다. 그래서 치매 환자 및 가족과 연결되어 인지 재활프로그램 등을 해주어야 치매 예방과 치매가 중증으로 진행되는 것을 막을 수 있다. 일본의 경우는 교육을 하여 치매를 부끄러워하지 않고 치매 환자를 돕는 치매 서포터즈를 2013년 오렌지플랜이라고 세워서 800만 명을 양성했고, 2017년에는 신오렌지플랜을 세워 2020년 말까지 치매 서포터즈를 1,200만 명을 목표로 양성하는 중이다. 현재 천만 명가량이 치매 서포터즈가 되어있다. 이들이 치매 환자의 친구가 되어 자연스레 돕는 상황이다(일본인지증케어학회, 2018). 이 숫자는 일본 인구의 약 10%가 되는 엄청난 숫자이다.

우리나라에는 치매 파트너라는 후원그룹이 62만 명 정도 있다. 이는 일본의 인구비례 10%에 비하면 1/10 수준이다. 치매 환자들을 돌보는 치매 파트너들과 치매 예방사들을 많이 양성해서 치매 가족들의 고통을 분담해야 한다(오세제, 2018).

치매가 걸리면 4~10년 동안 진행이 되고 10여 년 가까이 치매 환자를 돌보아야 한다. 요양기간이 길게는 10여 년이 걸리기에 가족에게 병원비와 간호비용에 따른 경제적 고통이 크다. 치매 어르신을 집에서 돌보는 것을 감당할 수 없을 때, 가족끼리 합의가 안 될 때, 가족의 기능이 와해되기까지 한다.

(3) 치매에 따른 국가 문제와 비용

중증 치매가 되면 엄청난 비용이 들어간다. 따라서 조기 발견과 치료가 중요하다. 우리나라에서 2004년 한 해 동안 치매 환자가 사용한 공식적 의료비는 1,585억인 것으로 나왔다. 지금은 더 늘면 늘었지 줄지는 않았을 것이다. 2004년 당시 치매 환자 1인당 의료비는 월 평균 185만(연 2,220만 원)이었다. 60대 후반의 치매 환자는 월 143만 원(연 1,716만 원)정도, 80세가 넘는 치매 환자는 약 월 210만 원(2,520만 원) 정도 비용이 들어간 것으로 조사 되었다(박주홍, 2017).

2025년에는 103만 명에 무려 30조가 들어간다고 예상하고 있다(양승조, 2018). 이를 필자가 나눠보니까 치매 환자 1인당 부담액이 29,126,213원이 나왔다. 2015년 기준으로 치매 환자 1인당 의료비

요양비 등 비용이 2,033만 원이 나왔고(오세제, 2018, p.10), 중앙치매센터 2016년 보고에 따르면 치매로 인한 사회경제적 부담이 2,159만 원이었고, 국가 전체는 14조 원이 들었다(양승조, 2018, p.32). 2017년을 기준으로 앞에서 본 바와 같이, 국가 치매 예산 14조 7,396억 원을 환자 수 724,857명으로 나누면, 1인당, 약 2,033만 원씩 현재도 들고 있다. 요즘은 치매 국가책임제로 좀 더 많은 치매 환자들이 발굴되어서 금액이 낮아진 것으로 보인다. 80세가 넘는 치매 환자의 비용은 년 2,700여만 원이 넘는 것으로 추계된다. 2017년 기준으로 10년 뒤인 2027년에는 31조 원, 2037년에는 63조 원, 2047년에는 130조 원이 들 것으로 예상된다(양승조, p.32). 이는 치매 환자 1인에게 들어가는 비용이 일반 취업자 1인 직장 소득과 거의 맞먹는 꼴이 된다. 엄청난 국가부담액이 아닐 수 없다.

2017년에 문재인 정부는 치매 국가책임제 인프라 확충과 운영을 위해 치매 추가경정예산으로 2,023억 원을 세웠다. 2018년 예산에 3,500억 원을 배정했다. 전국 252곳에 '치매 안심센터'를 설치했다. 치매안심요양병원과 요양시설 등 인프라 구축을 했다. '노인 장기요양보험 본인 부담 상한제 도입', '치매 의료비 90% 건강보험 적용' 등등 치매 치료비 90%를 국가가 지원한다는 것 등이 핵심이다. 자치단체에서도 치매의 심각성을 인식하고 예방 교육, 전문 인력 확충 등 인프라 구축에 적극적으로 나서야 함을 촉구하고 있다(양승조, 2018, p.107).

이런 점에서 치매 예방 지도사가 치매를 일정 부분 예방하여 숫자를 줄인다면 국가에 얼마나 도움이 될 것인가 상상을 할 수 있다. 국가적으로 볼 때, 치매 환자가 될 사람 1인을 예방활동을 통하여 건져

내면, 한 사람의 일자리 봉급이 의외의 수입으로 생긴다. 결과적으로 치매 예방활동 사업은 굉장히 수익성이 높은 활동이다. 따라서 치매 예방에 애쓰는 치매 예방 지도사의 중요성이 분명히 높아질 것이라 확신한다.

　이를 확장하여 생각하면, 나와 여러분이 이 책을 읽으며 치매 예방에 힘써 치매에 걸리지 않는다면, 노년에 두 사람분의 취업자의 소득을 올리는 사람이 된다. 한 몫은 치매에 걸려 쓸 엄청난 금액이고, 한 몫은 치매에 안 걸려 생기는 한 사람 일당의 이익이다. 나 자신과 가정과 국가에 엄청난 이익을 주는 사람이 되는 것이다(?).

🔍 제2장에서는 치매를 종류별로 하나하나 상세하게 이해하도록 설명하려고 한다. 또한, 해당 치매의 주요증상을 알아보고 그 특성에 맞게 돌보는 원리를 제시하려고 한다. 크게 치매를 나누면, 알츠하이머 치매, 혈관성 치매, 루이소체 치매들(파킨슨병 포함), 전두측두엽 치매, 기타 치매들이다. 차례차례 해설하려고 한다.

PART 2

치매의 종류

1. 알츠하이머병(AD, Alzheimer's Disease)

(1) 알츠하이머병 상세 이해

알츠하이머병은 치매 중에 가장 많이 발생한다. 전체 치매의 70% 정도 차지한다. 2011년 김기웅 등이 국내 15개 지역 65세 이상 6,141명 대상으로 치매 유병률을 조사했다. 그 결과 치매 유병률이 8.3%로 조사되었다. 그중 알츠하이머병에 걸린 사람은 5.7%에 해당해서 치매 중 알츠하이머병의 비율이 70.4%에 달했다. 이는 다른 국가들의 연구 성과인 미국 71세 이상, 69.8%, 8개 유럽국가 65세 이상 68.8%와 비슷한 결과가 나온다. 국내외 유수 연구결과를 보면 다음 〈도표 2-1〉과 같다.

〈도표 2-1〉 국내외 알츠하이머병의 유병률

연구자	지역	연령	대상자 수	유병률(%)		알츠하이머병/전체치매(%)
				전체	알츠하이머병	
Kalaria 등 (2008)	16개 개발도상국	65+	179,020	5.5	3.4	61.8
Plassman 등 (2007)	미국	71+	856	13.9	9.7	69.8
Dong 등 (2007)	중국 15개 지역	60+	87,761	2.8%	1.6	57.1
Lobo 등(2000)	8개 유럽 국가	65+	31,032	6.4	4.4	68.8
김기웅 등(2011)	국내 15개 지역	65+	6,141	8.1	5.7	70.4
주진형 등(2008)	성남	65+	714	6.3	4.8	76.2
서국희 등(2003)	연천	65+	1,037	6.8	4.2	61.8
이동영 등(2002)	서울	65+	953	8.2	5.4	65.9
신일선 등(2002)	광주	65+	1,134	9.7	5.2	53.6
김동현 등(1999)	광명	65+	946	13.0	5.3	40.8
우종민 등(1998)	연천	65+	1,674	9.5	4.5	47.4
박종한 등(1994)	영일	65+	766	10.8	6.5	60.0

출처: 중앙치매센터, 유튜브 알츠하이머병 강의 중

우리나라 향후 노인 인구 비율이 늘어나면서 아울러 치매 환자 수도 급증할 것으로 예상된다. 2012년 기준으로 김기웅 등이 추산한 한국노인의 치매 유병률 및 치매 환자 수 추이를 보면 2020년에 치매 유병률이 10.39%에 840,010명, 2030년에 10.03%에 1,272,444명, 2040년에 11.90%에 1,964,056명, 2050년에는 무려 2,710,032명으로 추산되고 있다. 거기에 따라 치매 환자 중 약 70%가 알츠하이머병이라 생각하면 엄청난 숫자가 된다.

알츠하이머병의 유래는 다음과 같다. 독일의 정신과 의사이며 신경병리학자인 알츠하이머가 환자 아우구스테 데터의 병리소견과 임상증상을 1906년에 발표하였다. 1910년 크레펠린이 유명한 정신과 의사인데 1910년에 그의 제자인 알츠하이머의 이름을 따서 그의 교과서에 초노기 치매를 '알츠하이머병'으로 명명하였다. 이때 이후로 알츠하이머병으로 알려지게 되었다. 알츠하이머가 본 환자 아우구스테 데터(Auguste Deter)는 1901년 프랑크푸르트 정신병원에 입원했을 당시 51세 주부였고 초로기 치매였다. 4년 반 만인 1906년 55세 나이로 사망했다. 당시 평균수명이 50세 이하였으니 당시에는 장수한 셈이었고 노령자도 상대적으로 많지 않았다(양영순, 2018). 따라서 수십 년간 초로기 치매는 희소병으로 관심을 두지 않다가 1976년 미국 신경과 의사 로버트 카츠먼(Robert Katzman 1925-2008) 박사에 의해 알츠하이머병의 많은 유병률과 심각성이 밝혀지면서 알려지게 되었다. 알츠하이머병은 치매 환자 중 2/3가 넘는 약 70% 노인들이 걸리는데 노화에 따라 진행되는 진행성 질병이기에 노인성 치매라고 부르기도 한다.

증상은 서서히 나타난다. 점진적으로 또한 지속해서 인지 기능이나 일상생활에서의 활동능력이 감퇴되고 행동심리증상이 나타난다. 인지 기능 장애는 기억, 전두엽 집행기능(판단력), 언어기능, 시공간 지남력, 주의력, 정동(분노, 슬픔, 두려움 등과 같이 일시적으로 급격하게 생기는 강한 감정, 같은 징후가 반복해서 나타나는 상태도 포함) 등의 여러 영역에서 나타난다. 점차 대뇌의 전 영역을 침범하는 특징을 가진다(김연희 외, 2017).

알츠하이머병 진행은 다음과 같다.

초기에는 기억 장애, 집중력 저하 및 계산 착오, 언어 장애, 일상생활이나 사회활동으로부터 회피반응, 성격이나 기분의 변화(우울증, 짜증, 의기소침)가 일어나며 약간의 주변 도움이 필요한 상태가 된다.

중기에는 기억 장애가 심화된다. 알츠하이머병 초기에는 최근 기억이 사라지는 데 비해 중기에는 오래된 기억까지 망각하는 증상이 나타난다. 돌아서면 까먹는다는 식이다. 치매 어르신이 식사하시고 돌아서면 밥 달라고 하는 엉뚱한(?) 일이 일어난다. 지남력 장애가 와서 시간관념이 흐려진다. 길을 잃는 일도 발생한다. 언어 장애도 일어나 표현력 장애가 오고 이해력 저하가 일어난다. 행동 증상에는 배회, 난폭 행동, 초조 행동, 환각, 망상, 야간 착란, 수면 장애 등이 일어난다. 일상생활에 상당한 정도의 도움이 필요하다.

말기에는 가족이나 가까운 친지도 알아보지 못한다. 언어장애도 심화되어 부적절하고 단편적인 발언 증가 또는 표현을 상실한다. 행동 증상도 지속된다. 신체 증상에 대소변 실금, 보행 장애, 경직 등이 출현하기 시작하여 결국에는 누워 지내게 된다. 그 결과 폐렴, 요로감염, 욕창이 생기게 된다.

특히, 알츠하이머 치매에서 인지 장애를 살펴보면 먼저 기억 장애가 일어나고 지남력 장애가 나타난다. 언어장애도 오고 시공간 인식 및 구성능력 장애가 나타난다. 실행증(능력은 갖고 있음에도 뇌의 이상으로 실행할 수 없는 증상)도 나타난다. 관념운동 실행증, 사지 운동 실행증이 나타난다. 실행기능 저하가 나타난다.

비인지 행동 증상을 살펴보면 치매의 정신 행동 증상이 일어난다. 비인지 행동 증상은 질병의 진행을 가속화시키고 사고 위험성을 높이며 가족의 경제적, 심리적 부담을 증가시켜서 결국 환자를 조기에 병원이나 요양시설에 보내게 된다. 인간이 가진 고귀한 고등정신이 사라져 짐승처럼 되어 여러 가지 비상식적이고 비윤리적인 행동들을 하므로 가족들이 크게 충격을 받게 된다. 이러한 치매의 정신 행동 증상에 대해 이해가 필요하고 적절한 대처가 필요하다. 무감동도 있다. 알츠하이머병 환자의 25~50%가 나타난다. 우울증으로 오인하기 쉽다. 망상도 있다. 알츠하이머 치매 20%에 나타난다. 도둑 망상, 유기 망상이 있다. 이것 때문에 공격적이 된다. 환각도 약 15% 나타난다. 환청, 환시도 듣고 보는데, 주요 우울장애의 20% 정도에서 나타나고, 알츠하이머 환자의 80% 이상에서 나타난다. 그래서 우울증을 가성치매라고 한다. 초조 행동도 50~60%에 나타나서 결과적으로 배회, 반복 행동, 반복적인 질문, 신체적 언어적 난폭 행동, 도움에 대한 거부, 불평, 배회, 쓰레기 수집 행동, 고함지르고, 옷을 벗는 행동 등으로 나타난다.

수면, 식욕, 성적 행동과 관련된 증상들도 나타난다. 약 알츠하이머 환자 50%에 나타난다. 야간 각성, 수면분절, 일몰 증후군, 야간에 혼란과 초조 행동이 증가하는 것도 25% 정도 나타난다.

 진단은 다음의 세 가지를 살펴본다.

 첫째, 가족력이나 유전자 검사에서 알츠하이머병의 원인이 되는 유전적 돌연변이의 증거가 있는지. 둘째, 신경 심리검사 등의 진단에서 기억과 학습, 인지 기능 저하가 점진적으로 이루어지고 있는지. 셋째, 인지저하의 원인 되는 다른 질병이 없는지이다.

 이 세 가지에 다 해당함이 밝혀지면 유력 알츠하이머병으로 진단한다. 첫째 가족력, 둘째 인지 기능 저하, 둘 중 하나에 해당하여도 유력 알츠하이머병으로 진단한다. 둘 다 속하지 않았다고 해도 가능 알츠하이머병으로 진단한다.

 알츠하이머병의 또 다른 진단 방법으로 뇌 영상이 있다. 베타 아밀로이드 단백질이 얼마나 축적되었는지를 확인하고 진단한다. 베타 아밀로이드가 축적되는 노인판(아밀로이드 플러그-amyloid plaque)이 곳곳에 나타나며 변성된 신경 세포 다발이 생긴다. 그러면서 뇌신경을 망가뜨리고 뇌를 축소시키므로 그것을 뇌 영상으로 보는 것이다. 최근에는 뇌척수 속에서 베타 아밀로이드와 타우 단백질의 농도를 측정하는 것이 알츠하이머병을 진단하는 데 도움이 된다고 알려졌다. 즉, 알츠하이머병 환자는 정상인보다 베타 아밀로이드가 낮고 타우 단백질은 많아져 있다(양기화, 2017). 알츠하이머병이 든 뇌를 부검해보면 해마체가 위축되어 있고 대뇌피질도 위축되어 있다. 뇌에서는 주로 신경섬유 농축체, 노인판(아밀로이드 플러그), 아밀로이드성 혈관변성, 신경세포의 소실 등을 볼 수 있다(양기화, 2017). 알츠하이머병은 이렇듯 뇌신경 세포가 손상되고 나면 기억과 학습을 담당하는 신경전달물질인 아세틸콜린(Acetycholine)이 뇌 안에 크게 줄어들면서 발병하게 된다. 따라서 치료약으로 아세틸콜린이 파괴되지 않고 뇌에 오래 머물도록 콜린에스테라제 억제제를 쓰는 것이다.

알츠하이머 치매는 여성이 많고 혈관성 치매는 남성이 많은 경향이 있다. 인지 보유량에 따라 알츠하이머 위험이 결정된다. 이유는 뇌가 발전되는 차이가 있기 때문이다. 8년 이상의 교육을 받은 사람은 그렇지 않은 사람에 비해 알츠하이머 치매의 위험이 반으로 감소한다. 문맹인 경우에는 5~6배 알츠하이머 치매 유병률이 높았다.

알츠하이머병은 유전적인 성향이 강하다. 직계 부모 두 분이 알츠하이머일 경우 발병률이 2~4배 높았다. 부모나 형제 중의 한 명이 알츠하이머 치매인 경우, 90세에 알츠하이머병으로 진단될 위험도는 24~50%로 알려진다. 일란성 쌍둥이의 경우, 한 명이 알츠하이머인 경우, 다른 쌍둥이가 알츠하이머병에 걸릴 확률은 40~50%로 높을 정도로 가족 유전력이 강하다(양영순, 2018).

유전적 위험인자인 APOEε4(아포 입실론 4) 하나 있을 경우 3.9배, APOEε4(아포 입실론 4)가 두 개일 경우 15~17배로 발병위험이 크다. 따라서 이에 해당하는 경우 특별한 관리가 필요하다. APOEε4(아포 입실론 4) 유전자를 가진 사람들 중 50%에게 70세 이전에 알츠하이머병이 나타났고, 90세에 달하면 99%가 치매 증상을 보였다고 한다. 그렇지만 APOEε4(아포 입실론 4)가 없고 APOEε2(아포 입실론 2)나 POEε3(아포 입실론 3) 유전자를 가진 사람은 90세가 되어도 약 50%에서만 치매 증상을 보였다고 한다(양기화, 2017).

흡연은 알츠하이머 치매 1.79배, 혈관성 치매 위험성을 1.78배 높게 만든다.

소량의 음주는 주종과 관계없이 치매의 위험성을 0.63배, 알츠하이머 치매의 위험성을 0.57배 수준으로 초기에는 낮춘다. 그러나 과음하면 나중에는 U자형으로 다시 더 높인다.

영양 문제도 중요하다. 비타민 C, E 그리고 오메가 3 등도 아직은 논란의 여지가 있다. 그러나 혈중 지질 총량, 포화지방, 콜레스테롤이 치매 발병 위험성을 2배 이상 높이므로 관리가 필요하다. 사회적 지지망 및 활동이 왕성할수록 치매 위험이 낮아진다.

심혈관 질환, 특히 중년기 고혈압은 치매 발생 위험률을 4.8배 증가시킨다. 우울증은 치매 발병률을 2배 증가시킨다. 뇌 외상으로 인해 10분 이상의 의식 손상이 있으면 1.9배 알츠하이머 유병률이 증가한다. 알츠하이머병의 위험인자와 예방인자를 요약하면 〈도표2-2〉와 같다.

〈도표 2-2〉 알츠하이머병의 위험인자와 예방인자 요약

원 인	위험인자와 예방인자	역학적 근거
유전적 원인	위험인자 APOEε4, 가족력	뚜렷함
혈관성 원인	위험인자: 중년기 고혈압, 당뇨, 높은 체질량 지수, 심혈관 질환, 담배 예방인자: 소량의 음주, 고혈압 치료	중등도 또는 충분함
심리 사회적	방어인자: 높은 교육수준, 뇌 자극활동, 다양한 사회적 지지망 , 사회적 신체적 활동	중등도 또는 충분함
영양과 식사	위험인자: Folate 부족, 비타민 B12 부족, 항산화제 (비타민 A, E, C 부족) 예방인자: 생선(오메가-3), 야채	불충분 또는 제한적/ 혼합

기 타	위험인자: 외상성 뇌손상, 직업상 독성물질/ 전자기장 노출, 우울증, 호르몬 대체 치료(에스트로겐) 예방인자: NSAID(비스테로이드 항염증제-진통, 해열, 항염증 작용)	불충분 또는 제한적

출처: 중앙치매센터, 알츠하이머병 유튜브 강의에서

임상에서 사용되고 있는 알츠하이머병 치료는 주로 치매 단계에서 증상을 완화시키거나 또는 증상의 발현을 지연시키는 것이다. 치료 목표는 인지 장애 증상의 치료, 정신 행동 증상의 치료, 약물치료와 비약물학적 접근이다. 약물치료에는 도네페질(Donepezil)-아리셉트, 리바스티그민(Rivastigmine)-엑셀론, 갈라타민(Galatamine)-레미닐을 상황에 따라 쓴다. 메만틴(Memantine)-NMDA 수용체 길항제를 병행하여 쓴다.

정신 행동 증상 약물치료는 항정신병 약물, 항우울제, 항불안제, 수면제 등을 단기간 사용하면 상당 부분 조절 가능하다. 정신 행동 증상을 치료하는 약물은 최소한의 용량조절을 통해 최대한의 효과를 얻으면서 부작용을 최소화한다는 점에서 걱정을 크게 덜게 된다.

저렴한 혈액 검사로 알츠하이머병을 조기 진단하는 길이 최근에 열렸다. 일본 국립장수의료연구센터 가쓰히코 야나기사 박사 연구진은 60~90세 일본인 121명과 호주인 252명의 혈액을 채취해 베타 아밀로이드 단백질의 양을 측정해 알츠하이머병을 일으키는 베타 아밀로이드 단백질이 뇌에 얼마나 축적됐는지 90% 이상의 정확도로 진단하는 데 성공했다. 한번 진단에 사용된 혈액도 0.5cc씩 정도밖에 되지 않았다. 검사비도 3만 원 정도였다. 이 연구결과는 2018년 1월 31일 국제 학술지 『네이처』에 실렸다. 앞으로 알츠하이머병을 극복할 날도 멀지 않았음을 소망을 품고 살아야겠다(양승조, 2018, pp.111~112).

이제 알츠하이머병에 대한 이론을 알았으니 어떻게 적용하여 병든 어르신을 돌볼 것인가를 살펴보겠다.

(2) 알츠하이머병 치매에 대한 돌봄 원리

단기 기억 장애가 두드러지면 똑같은 것을 반복해서 묻는다. 그 이유는 말한 것을 잃어버리기 때문이다. 또 물건을 도둑을 맞았다는 망상에 사로잡히는 경우도 있으므로 망상에 대한 돌봄 기술이 필요하게 된다. 예를 들어 지갑처럼 중요한 물건을 넣어 둔 자리를 잊어버리거나 약 먹는 복약관리가 어려워져서 약이 남거나 모자라게 되는 경우가 많다. 또 상한 음식을 먹고 설사가 나거나 복통이 있어도 원인을 알지 못하여 통증을 참기만 하는 경우도 있다. 따라서 생활 전반에 기억 장애를 배려한 돌봄이 필요하다. 병에 걸린 환자의 특성을 이해하면 환자의 입장이 보이게 되고 도움이 되는 돌봄을 드릴 수 있다.

지남력 부분으로 시간과 장소, 인물에 대한 지남력 장애가 나타나면 식사시간을 알지 못하여 한밤중에 식사를 하거나, 방금 찾아온 가족에게 이제 갈 시간이 되었으니 그만 돌아가라고 하는 경우가 있다. 시간, 장소 인물을 어느 정도 파악하고 있는지를 파악하고 대처하여야 한다.

언어영역으로 대화내용을 이해하는 것도 어려워지기 때문에 돌보는 사람의 표정이나 태도에 민감하게 반응하는 경향이 있다. 돌보는 사람의 태도나 말투 등 대화방식에서 돌보는 사람의 인상이 좌우되기 때문에 나쁜 인상을 주지 않도록 유의해야 한다.

관념 운동성 실행(몸이나 근육에 이상이 없는데도 불구하고 뇌의 이상으로 실행하기는 어려운 상태)이 나타나면 도구나 가전제품을 사용하지 못하기 때문에 사용법을 설명해 주어도 실어증, 즉, 언어를 잊어버렸기 때문에 이해하지 못한다. 옷장을 정리할 수도 없고, 옷을 입을 때도 시간이 걸리고, 단추나 지퍼를 잠그지 못하는 착의실행도 나타난다. 따라서 동작마다 쉬운 말로 설명해 주어서 혼란스럽지 않게 해 주어야 한다. 또한, 실인증(인식 불능증: 감각기관에는 이상이 없지만, 뇌가 손상을 입어 대상물을 인식하지 못하는 병적인 증상)으로 건물과 도로의 위치 관계를 알 수 없게 되어, 익숙한 장소라도 불안해하지 않도록 말을 걸어주는 것이 좋다.

실행기능 장애가 나타나면 요리하는 절차를 알 수 없어 순서가 틀리게 된다. 동작을 멈췄다는 것은 순서를 알지 못해서 생각이 멈춰있는 상태이기 때문에 이때 잘못을 지적하면 자존심을 상하게 된다. 또한, 실패를 지적받고 비난을 받았다고 느끼면 어디가 틀렸는지 이해하지 못하고 더욱 혼란스러워 하기 때문에 가르쳐 주는 말을 할 때도 주의해야 한다(일본인지증케어학회, 2018).

2. 혈관성 치매

(1) 혈관성 치매 상세 이해

뇌혈관에 문제가 생길 경우 혈관성 치매로 발전한다. 혈관성 치매는 알츠하이머병 다음으로 흔한 치매의 원인이 된다. 우리나라에서도 통계청의 발표로는 혈관성 치매가 전체 치매의 16.9%를 차지하였다 (전도근, 『뇌활동지1』, 2018). 알츠하이머병과 혈관성 치매를 합하면 전체 치매 환자의 88.2%를 차지할 정도로 매우 높은 비중을 보인다. 알츠하이머병과 종종 공존하는 경우도 있어 감별이 쉽지 않다. 혈관성 치매로 명명되려면 치매 증상과 뇌혈관 질환 사이에 직접적인 인과관계가 증명되어야 하므로 네 가지를 중점적으로 살펴본다.

첫째, 치매 증상이 언제부터 생겼고, 인지 장애의 특징이 무엇이며, 어떤 양상으로 진행되는가이다. 둘째, 환자의 과거에 뇌졸중 병력이 있는가. 셋째, 뇌졸중 위험인자가 있는가, 즉, 환자 병력 중에 뇌졸중이 과거에 있었는가를 살핀다. 넷째, 치매의 가족력이 있는가 여부이다.

혈관성 치매는 갑자기 발생하는 뇌졸중 때문에 뇌손상이 생기므로 알츠하이머병 같은 퇴행질환과는 임상 양상이 다르다. 일반적으로 알츠하이머병은 치매 증상이 서서히 발생하고 서서히 악화되는 반면, 혈관성 치매는 갑작스럽게 발생하여 단계적으로 악화되거나 증상의 변화가 크다는 점이 가장 큰 특징이다. 허혈(동맥이 협착하거나 수축하여 유입이 감소하는 것)을 측정하는 하친스키 점수(Hachiski's inchemia score)가 기준 이상이면 혈관성 치매로 판정한다(대한치매학회, 2017). 그러나 혈관성 치매에서는 주로 전두엽, 대뇌피질하병변으로 인해 기억력이나 언어능력보다는 전두엽 기능인 주의력, 수행기능, 계획 및 조절 기능이 먼저 손상되어 언어의 유창성(말을 유창하게 잘하는 것)이 저하되는 점이 알츠하이머병과 다르다. 대뇌피질에 있는 원래 기억들이 저장되어 있고, 그것을 끌어내는 기능을 대뇌피질 속에 있는 백질에서 작용하는데, 주로 대뇌피질 속의 백질에 장애가 있는 상태이기 때문이다. 혈관성 치매는 인지 장애와 함께 신경학적인 징후를 보일 때 의심할 수 있다. 예를 들면, 발음이 부정확해지는 증상, 안면마비, 편측마비(한쪽 팔다리의 힘이 약해지는 증세), 균형 장애(자세 유지가 안 되어 자꾸 넘어지는 증상), 보행 장애와 같은 증상들과 함께 인지 기능이 저하되는 증상이 나타날 때이다(박경원, 2017). 아주 경증일 경우에는 손발 저림, 현기증, 구역질, 구토 등 뇌혈관 경련이 반복되는 경우도 있다. 이것이 나중에 뚜렷하게 드러나게 되면 혈관성 치매가 된다.

혈관성 치매 종류는 다발경색성 치매, 전략 뇌경색 치매, 피질하 혈관성 치매, 출혈성 병변이 있다.

먼저, 다발경색성 치매는 뇌혈관이 막혀 뇌 조직이 파괴되는 상태로 흔히 중풍, 또는 뇌졸중이라고 하는 병변이 뇌의 여기저기에 다수 나타나는 경우를 말한다. 1974년 하친스키가 뇌 안에서 크고 작은 뇌경색(뇌에 혈액을 보내는 동맥이 막혀 혈맥이 흐르지 못하거나 방해를 받아 그 앞쪽의 뇌 조직이 괴사하는 병)이 다발적으로(여러 군데) 일어나기 때문에 치매가 발병한다는 것을 밝혀냈다. 그 때문에 혈관성 치매를 다발경색성치매라고도 부른다(일본인지증케어학회, 2010). 혈전(피떡)과 같은 물질이 뇌혈관을 막는 경색이나 뇌혈관이 터지는 출혈, 즉 뇌졸중 환자(중풍 환자) 세 명 중 한 명은 3개월 안에 치매 증상이 나타난다는 연구보고도 있다(양기화, 2017).

둘째로, 전략뇌경색 치매이다. 혈관의 문제로 한 곳의 작고 국소적인 뇌경색이 일어나 그 병변이 있는 위치에 따라 심각한 인지 장애를 일으켜 치매로 나타나는 경우다.

셋째로 피질하 혈관성 치매이다. 소동맥질환에 의해 대뇌피질하의 다발성열공경색이 일어나거나 심한 백질변성(대뇌피질 속에 있는 백질이 손상되어 제 기능을 발휘하지 못함)이 일어나서 혈관성 치매가 되는 경우이다. 다발성으로 여러 곳에 일어날 경우에 인지 기능 장애가 온다.

넷째, 출혈성 병변은 주로 고혈압 등으로 핏줄이 터지는 뇌출혈 이후로 발생하는 치매다. 혈관이 좁아져서 피가 안 통해서 뇌가 괴사하는 허혈성 병변도 포함된다.

뇌내출혈, 지주막하출혈, 뇌출혈 후 폐쇄성 수두증, 경막하혈종 등이 출혈성 병변에 해당한다.

혈관성 치매가 진단되면 알츠하이머병과 같이 아세틸콜린분해효소 억제제를 처방한다(박경원, 2017). 그리고 혈관성 치매는 주로 피와 혈관에 의해서 생기는 치매이므로 피와 혈관에 대한 약물을 병행 사용한다. 혈소판응집억제제, 혈류순환개선제, 뇌 기능개선제 등이다(정주희 외, 2018).

혈관성 치매를 예방하는 방법은 원인인 뇌혈관장애를 유발하는 직접적인 위험인자들을 제거하고 줄이는 것이다. 그 외에 위험인자인 고혈압, 당뇨, 고콜레스테롤 혈증, 허혈성 심장질환 등을 치료한다. 불규칙 생활, 운동부족, 흡연, 비만 등 혈관성 치매를 일으키기 쉬운 성인병에 걸리지 않도록 조심한다. 혈관성 치매에 걸리면 대부분 신경 증상도 함께 나타난다. 뇌경색에 따른 한쪽 마비, 언어장애나 삼킴장애(연하 장애) 등이 일어나므로 음식물이 폐에 들어가 폐렴을 일으키기 쉬우므로 주의해야 한다. 뇌의 심부에 혈관장애가 있으면 주체외로증후군(근육운동을 조절하는 신경로 중에서 피라미드 외로가 손상되어서 의지대로 움직일 수 없는 장애)이 나타난다. 보폭이 좁아지고 높낮이가 약간만 달라도 쉽게 넘어지게 된다(일본인지증케어학회, 2010).

(2) 혈관성 치매에 대한 돌봄 원리

혈관성 치매에서는 원래 성격 중에서 부정적인 측면이 강조된다고 한다. 혈관성 치매에 걸리면 자기중심적이고 일방적이고 완고하고 융통성이 없다. 또한, 자기주장이 강해지며 본인 나름의 자존심에 매달리는 등 독선적인 태도나 언행을 보이기 때문에 그 사람에게 맞는 대응이 필요하다. 게다가 눈물이 많아지거나 화를 자주 내게 되고, 남성 어르신일수록 쉽게 흥분하거나 화를 내는 등 공격적이 되어 대응에 어려움을 겪게 된다. 기분이 수시로 변하고 감정적인 행동도 늘어나기 때문에 안정을 되찾게 해주는 돌봄이 필요하다. 반면 자신이 존중받고 있다고 생각하면 신뢰적이고 의존적이 된다. 어르신이 어린 아이 취급을 받고 몰아세운다는 식으로 받아들이지 않도록 자존심을 세워드리며 어르신의 이야기를 들어드리며 좋은 방향으로 흐름을 이끌어가는 것이 필요하다. 돌보는 사람과 인간관계를 좋게 만들도록 배려해야 한다. 비록 호소나 요구가 부적당하더라도 그 이유나 내용 등을 충분히 이야기하도록 들어주고 부분적으로 가능한 것은 수용해 주는 것이 중요하다. 이야기하거나 대화하는 것이 불편해서 누워있고 아무것도 하지 않으려 해도 몸이든 마음이든 사용하지 않으면 기능이 저하되고 상실되는 경향이 있으므로 될 수 있는 대로 대화하고 환자가 활동하도록 돕는 것이 중요하다.

3. 루이소체 치매들(LBD, Lewy Body Dementias)

파킨슨병 치매(PDD, Pakinson's disease dementia)와 루이소체 치매(BLD, dementia with lewy bodies)는 하나의 병태생리에서 기인하는 것으로 생각하여 최근에는 이 두 가지를 함께 묶어서 루이소체 치매들(LBD, Lewy body dementias)이라고 부르기도 한다. 둘을 구분하는 방법은 파킨슨병이 먼저 확실히 진단된 이후에 인지 장애가 나타나면 파킨슨병일 가능성이 높고, 반대로 인지 장애가 먼저 나타난 후에 파킨슨병 운동 이상이 나타나면 루이소체병일 가능성이 높다. 현재는 정확한 진단 기준이 정해졌다.

(1) 파킨슨병

파킨슨병은 어르신들에게 알츠하이머병 다음으로 흔한 신경퇴행성 질환이다. 알츠하이머병이 여자에게 흔한 것과 달리 파킨슨병은 남자에게서 더 흔하다. 대개 50~60세에 발병하지만, 유전적 소인이 있으면 40세 이전에도 발병한다. 환자는 첫 증상이 나타난 뒤 평균 8년 정도 생존한다.

파킨슨병은 1817년 제임스 파킨슨이라는 의사가 처음으로 기록했다. 4대 증상이 있는데 가만히 있을 때 손이 떨리고, 팔, 다리, 몸이 굳어지고, 행동이 느려지고, 자세가 불완전하다. 증상은 초기에는 몸과 팔, 다리가 굳고 동작이 둔함을 느끼게 되며, 손이 떨리고 말이 어눌해지고, 보폭이 줄고, 걸음걸이가 늦어지는 증상이 있다.

왜 이런 증상이 일어날까? 그것은 운동기능 조절의 윤활유 역할을 하는 '도파민'이라는 물질이 부족하기 때문이다. 도파민을 만드는 신경 세포가 점차 소실되어 치매가 되는 병이다. 도파민 형성 공장이 점진적 조기 폐쇄가 일어나는 병이다. 따라서 도파민이라는 물질이 부족함으로 치료에는 이 도파민을 보충해 넣어주는 것이 중요하다.

증상을 살펴보면 세 가지 부류로 나눌 수 있다. 첫째, 운동기능장애, 둘째 자율신경실조, 셋째로 안구운동장애다. 운동기능장애의 뚜렷한 증상 세 가지(완만한 운동, 근육의 강직, 진전)를 파킨슨병의 전형적인 임상 증상으로 꼽는다.

먼저, 운동기능 장애가 와서, 운동을 시작하기가 어려워지고 느려진다. 심지어 눈을 깜빡이는 횟수도 줄어든다. 얼굴에서 표정이 사라져 마치 탈을 뒤집어쓴 것처럼 보인다. 또 여러 가지 기능이 복합된 연합운동장애가 오기 때문에 글씨 크기가 점점 작아지고, 삼키는 운동이 어려워지므로 침을 흘리게 된다.

강직(경축)은 사지나 몸통의 근육이 뻣뻣해지는 것이다. 억지로 힘을 주어 움직이게 하려면 마치 납으로 된 수도관을 구부리는 것과 같은 느낌이 든다.

진전은 사지를 가늘게 떠는 증상이다. 특히, 팔에 잘 나타나며 대게 초당 4~8차례 빠른 속도로 떤다. 활동을 중단하는 동안에 나타나고 움직이기 시작하면 사라지는 것이 특징이다.

자율신경실조에 따른 증상으로는 자세 변화에 따라 저혈압이 오기도 하고, 남자는 발기부전 증상을 보인다. 장운동이 약해져 변비 증상을 보이기도 한다. 안구 증상으로는 눈을 치뜨거나 내리뜨는 안구 운동을 못 하며, 눈꺼풀 운동 역시 감소하기 때문에 눈을 깜빡이지 않는다.

파킨슨병은 전체 미국 인구의 천 명당 1명이라는 높은 유병률을 보이는 흔한 질병이다. 우리나라 유병률은 성균관의대 정해관 교수가 2007년 조사한 바로는, 60세 이상 10만 명 중 165.9명이 나왔다. 이것은 60세 이상 되신 분 중에서 천 명당 1.6명 비율(미국은 전체 인구 중 천 명당 1명)로 비교적 적은 비율로 나타나고 있다. 그리고 점차로 증가하는 추세다(양기화, 2017).

파킨슨병 환자에서 치매 유병률은 25~30%로 알려져 있다. 그러나 파킨슨병으로 진단받고 10년이 지나면 약 50% 환자가 치매가 된다.

파킨슨병 환자 중에는 젊은 환자들보다 나이가 많으신 어르신들에게 치매가 많이 발생한다. 70세 이전 파킨슨병 환자 중 8.5%가 치매 증세를 나타냈는데, 70세 이후 파킨슨병이 발병한 환자들의 20.9%가 치매 증세를 나타냈다는 보고도 있고, 심지어는 70세 이후 파킨슨병 환자들에게 83%의 치매 증세가 있었다는 연구보고도 있다(양기화, 2017). 나이가 들수록 치매 유병률이 높아짐을 보게 된다.

(2) 루이소체 치매(레비소체치매, 루이체치매, 레비체치매
： DLB, Dementia with Lewy Bodies)

루이소체 치매는 알츠하이머병 다음으로 흔한 퇴행성 치매로 전체 치매의 15~25%를 차지한다. 루이소체는 1912년 루이(Lewy)가 파킨슨병 환자의 흑질(중뇌에 있는 흑갈색의 큰 회백질덩이로서 골격근 운동을 맡아보는 중심지?)에서 처음으로 관찰했다. 이후 1978년 코사카(Kosaka)가 루이소체 치매란 진단명을 처음으로 사용했다(양영순, p. 157).

주요 증상은 첫째, 각성과 주의력 등 인지 기능의 변동, 둘째, 파킨슨 증상과 추체외로 증상, 셋째로 반복되는 환시 등이다. 그 외에도 신경이완제에 대한 과감수성, 반복되는 졸도, 일시적 의식 소실, 망상, 우울증, 수면 장애 등이 동반될 수 있다. 렘수면 장애는 자면서 권투를 하듯 주먹질을 하거나 발길질을 하는 행동이다. 보통 수면 중에는 쉬어야 할 근육의 힘을 조절하는 뇌 기능이 장애가 생겨 활성 상태로 남아 있어 꿈을 꾸면서 하는 행동이 현실에서 나타나는 것이다.

각성과 주의력 등 인지 기능의 변동은 증상의 굴곡이 심하다. 하루에도 의식이 쳐지다가 명료해지다가를 반복하는 경우가 있고, 이런 증상이 수일에 걸쳐서 있다가 또 좋아지는 경우도 있다.

둘째로 주체외로에 문제가 생기면 파킨슨병 증상처럼 운동 완만, 경직, 근육긴장 이상, 떨림, 무도증 등이 나타난다.

셋째로, 환시로 실제 없는 것을 보인다고 표현한다. 예를 들면 "어제 남자아기가 와서 내 옆에서 자고 갔다.", "그 아이는 빨간 윗옷을 입고 있었고, 노란 양말을 신고 있었다."처럼 아주 구체적으로 표현한다.

루이소체 치매 중에 진행성 핵상마비와 동반된 치매도 있다. 이 질환은 특징적으로 환자가 뒤로 쓰러질 듯한 자세를 보이고 넘어짐이 심하다. 눈의 움직임 중에서도 상하 수직 운동이 잘 되지 않는 것이 특징이다.

루이소체 치매 중에 피질기저핵변성이 있다. 특징적으로 좌우의 증상이 확연히 다른 비대칭적인 임상 양상을 보이고 실행증을 보인다. 실행증이란 운동감각에 이상이 없고 충분히 이해할 수 있는 인지 기능이 있음에도 뇌의 이상으로 인해 이미 학습되어 있는 행동을 못 하는 것을 말한다. 예를 들어 가위질이나 칼질, 또는 빗질 등을 이상하게 하는 행동이다.

파킨슨병과 유사하다. 파킨슨병과 루이소체병을 구분하는 방법은 1년 이상 파킨슨 증상이 있다가 치매가 생기면 치매를 동반한 파킨슨병으로 진단한다. 그러나 1년 이내에 치매가 생기거나 치매가 파킨슨 운동 증상보다 먼저 생기면 루이소체 치매로 진단한다(강남세브란스병원 홈페이지). 루이소체병 진단 기준은 1996년 맥키스(Mackith) 등이 제안한 진단 기준을 2005년 개정하여 사용한다.

루이소체 치매의 약은 콜린분해효소 억제제가 효과가 있는 것으로 알려져 있다.

(3) 파킨슨병과 루이소체병의 비교

파킨슨병은 권투선수인 알리 선수와 미국의 레이건 대통령이 걸려서 유명해졌다. 뇌손상 부위는 중뇌 흑색질이다. 증상은 서동(느리게 움직임), 떨림, 운동 완만, 경축(경직)이다.

이에 비해 루이체소병은 뇌손상 부위가 후두엽이고 증상은 환시, 파킨슨 증상, 증상의 변동이 심한 것이 비교된다. 특히, 루이체소병은 잘 넘어지고 졸도하는 증상도 있다. 이런 잘 넘어진다는 루이소체 치매의 특징을 잘 알아두는 것이 좋다.

(4) 루이소체형 치매들에 대한 돌봄 원리

환자의 환시(幻視), 오인(誤認), 망상(妄想)에 대응할 때 부정·질타하거나 무시하는 등의 반응 때문에 본인의 믿음이 강해지고, 정정할 수 없는 망상으로 발전하기도 한다. 따라서 '부정도 긍정도 하지 않는 것'으로 본인의 괴로움을 이해하고, 사정을 들어주는 돌봄이 필요하다. 94세 되신 할머님이 내게 호소했다. 자기는 분명히 어린아이가 자기 옆에 생활하는 것이 보인다는 것이다. 70이 넘은 큰딸과 함께 지내시는데, 그 딸에게 그 이야기를 하면 막 화를 내고 쓸데없는 소리를 한다고 난리를 쳐서 참 속상하다고 했다. 그래서 나이 드시면 뇌가 고장이 나서 그런 것이 보인다고 안심을 시켜 주었다. 큰 위안을 받는 눈치였다. 환자의 이야기를 부정하면 망상이 더욱 완고해지고 심화될 수 있다. 인지 기능이 저하되었다고 해서 뭐든지 주변에서 마음대로 정해버리고, 여러 증상에 대해서 주변에서 앞질러서 해버리는 등의 대응은 증상을 악화시킬 수도 있다는 것을 알아야 한다.

파킨슨 증상이 나타날 때도 예를 들어 1) 움직이기 시작할 때 시간이 걸리기 때문에 천천히 움직일 수밖에 없다. 2) 얼굴의 표정도 점점 사라진다. 3) 자세와 균형을 유지하지 못하고 쉽게 쓰러지며, 걸음을 걸을 때 몸이 앞으로 굽어지거나 종종거리는 발이 멈추지 않게 된다. 4) 한쪽 손을 떨기 시작하고, 급기야 손뿐 아니라 발도 떨리게 되는 경우가 많다. 이러한 병의 특징을 알고 시간적인 여유를 가지고 배려하는 돌봄이 필요하다.

인지 기능의 장애로 인해 여러 가지를 동시에 하는 것이 어렵고, 신경 쓰이는 것이 있으면 발끝을 신경 쓰지 못하게 되어 넘어지기 쉽다. 또한, 시각 장애가 있으면 거리감, 평지와 턱을 구별하지 못하게 되고, 주변 사물이 변형되어 보이는 등 걷기가 힘들어서 넘어지기 때문에 넘어짐을 배려하는 돌봄이 필요하다.

또한, 잠이 얕은 렘수면 중에 꿈을 꾸어 갑자기 큰 소리를 지르고 손발을 휘저으며 난동을 부리는 렘수면 장애가 나타나는 경우에는 '수면 시 이상한 행동을 보인다.'는 것을 의사에게 알리고 처방을 받으면 쉽게 해결될 수 있다. 우울증이 계속되면 생활리듬이 쉽게 흐트러지기 때문에 식사, 운동, 수면 리듬을 조정하고 일상생활에 강약을 조절하면서 불안을 없애고 조용히 지내도록 한다.

인지 기능의 변동이 심해져서 대처하기 힘들 때도 그가 원하는 것이 무엇인지, 어떤 패턴으로 진행하는지 등을 살펴서 돌본다. 루이소체형 치매의 특성을 잘 이해하고 주변 환경을 조정하는 것으로 안정적인 생활을 하도록 돌본다.

4. 전두측두엽 치매(Frontotemporal dementia) 〈피크병 포함〉

(1) 전두측두엽 치매에 대한 상세이해

전두측두엽 치매란, 뇌의 앞쪽 전두엽과 옆쪽 아래의 측두엽에 국한된 병리적 변화로 인해 전두엽 및 측두엽의 기능 저하에 의한 증상이 주로 나타나는 퇴행성 치매의 일종이다. 인지 기능 중에서 언어 및 집행기능(어떤 일을 계획하고 수행하는 기능) 등이 주로 손상되며, 알츠하이머병 치매와는 달리 기억력은 비교적 보존되는 치매이다.

전두측두엽 치매는 치매 유병률에서 알츠하이머, 루이소체병 다음으로 많이 발생하는 치매이다. 전두측두엽 치매는 전체 치매의 약 2~5%를 차지하여 희귀한 치매이나, 사후 부검한 치매 환자에서 병리학적 진단의 약 5~10%에 해당될 정도로 꽤 많다. 환자 중 40%는 전두측두엽 치매의 가족력이 있으며 환자가 해당 염색체 우성의 유전을 이어간다. 전두측두엽 치매는 행동변이와 언어장애로 나눌 수 있는데 행동변이 전두측두엽 치매는 모든 전두측두엽 치매의 약 70%를 차지한다.

1892년 체코의 정신의학자 아놀드 피크(Arnold Pick, 1851~1924)가

자신의 논문에서 실어증(aphasia), 엽위축(labar atrophy), 그리고 초로기 치매를 가진 71세 환자에 대해서 서술했다. 알츠하이머가 1911년 '피크병(Pick's disease)'이라고 명명함으로 피크병이 병명이 되었다. 한동안 새로운 보고가 없다가, 1980년대부터 이상 행동을 주증상으로 하는 치매에 대한 보고가 증가하면서 임상병리학적 소견에 따라 전두엽형 치매, 비알츠하이머형 전두엽 치매, 행동 치매 등 여러 가지 이름으로 불리다가 1994년 룬드-맨체스터(Lund-Manchester) 모임에서 이들을 통합하여 전두측두엽 퇴행으로 명명하는 새로운 기준이 마련되었다. 1998년 니어리(Neary) 등은 전두측두엽 퇴행을 3가지 아형전두측두엽 치매, 의미 치매, 진행성 비유창 실어증으로 구분하고 각각을 구별하는 임상기준을 수정 제시했다. 이후 임상 기준에는 없었던 진단 수준을 3가지로 나누었는데 확정, 가능, 추정이다.

1) 전두측두엽 치매의 아형별 증상

가) 행동변이형 전두측두엽 치매

행동변이 전두측두엽 치매는 전두엽과 측두엽 손상에 의한 증상이 다 있으나, 특히 전두엽 손상증상이 두드러지게 나타난다. 전두엽 손상증상을 한마디로 요약하면 '성격의 변화'이다. 행동변이형 전두측두엽 치매의 가장 큰 특징은 초기에 성격변화와 함께 사회생활에서 행동 및 처신의 변화가 온다는 것이다.

나) 전두엽 손상에 의한 증상

전두엽 손상에 의한 증상은 세 가지로 분류할 수 있다.

첫째, 전두엽은 충동을 억제한다. 예를 들어 다른 사람을 미워하면 당장 욕하거나 때리고 싶지만 이를 참을 수 있게 하는 것이 전두엽이다. 맛있는 음식이 있어 당장 먹고 싶어도 일단 참거나 남에게 먼저 권하는 행위도 전두엽의 기능 덕분이다. 남을 배려하지 않고 직선적이 되며 헐뜯거나 욕을 할 수도 있다. 성적 행동을 참지 못해 지나치게 부부관계를 요구하거나 남 앞에서 옷을 벗고 다니기도 한다. 남의 물건을 훔치는 환자도 있다. 보호자들은 환자가 "많이 웃는다.", "밖으로 돌아다닌다.", "집안에서 한 자리에 가만히 있지 못하고 서성거린다.", "소변이나 대변을 참지 못한다."라고 보고한다.

충동적인 행동은 전두엽의 배 쪽인 안와전두 부위의 손상과 연관이 있다고 알려져 있다. 이 부위의 손상 시 또 다른 증상으로 강박 행동 또는 반복 행동이 나타날 수 있다. 강박 증상에는 씻기, 점검하기, 정리하기, 모으기, 세기 그리고 그밖의 반복적 행동들이 있다. 반복하여 문단속을 확인하거나 과도하게 씻기를 반복하고, 정해진 물건을 일정한 자리에 놓거나 특정 물건에 집착을 보이는 행위, 특정한 물건을 모으는 일, 계속하여 노래를 한다거나 셈을 하는 행위 등이 공통적으로 관찰된다.

둘째, 전두엽은 다양한 사고, 계획 수립, 올바른 판단에 관여한다. 우리는 여러 가지 경우를 생각해 보고 가장 좋은 것이 무엇인지 판단하여 최종적으로 선택한다. 전두엽이 손상되면 이런 기능이 떨어지므로 생각이 단순하고 융통성이 없어지며 고집이 세진다. 판단력 장애도 나타난다. 이 증상은 주로 전두엽의 등 쪽인 뒤가쪽 전전두 부위의 손상으로 인해 나타난다.

셋째, 전두엽의 중요한 기능 중 하나는 자발성 또는 무언가를 하려는 의지를 일으키는 것이다. 전두엽이 손상되면 자발성이 떨어진다. 수동적이 되며, 게을러지고 스스로 일을 찾아 무언가를 하려는 능력이 떨어질 수 있다. 이는 내측 전도 부위의 손상에 의해 나타난다.

다) 측두엽 손상에 의한 증상

성격변화와 함께 감정이 무디어지는 것도 초기에 나타나는 특징이다. 다른 사람의 감정을 파악하는 데 둔감해지고, 자신의 감정적인 표현도 줄어든다. 행복감, 슬픔, 분노, 공포 등 기본적인 감정표현이 부적절하고 특히 공포와 슬픈 표정에 대한 이해가 떨어지는데 이는 우측측두엽 손상과 관련이 있다.

병이 중기 이상으로 진행하면 다른 인지 기능의 장애도 나타난다. 언어장애로 점차 자발적으로 말하는 양이 적어지고, 대화할 때에도 한 단어나 짧은 문장으로 대답한다. 동사에 대한 표현이나 이해가 저하되고, 문법적으로 어려운 문장을 이해하는 데 더 심한 장애를 보인다. 발화(언어의 표현: 언표) 장애도 관찰되는데, 마지막 음절을 반복하는 어간대나 각 음소를 빠르게 반복하는 발화(언어의 표현), 다른 사람의 말을 따라 하는 메아리증, 자신이 말한 단어나 구를 따라하듯 반복하는 동어반복증이 나타난다. 병이 진행되면 옷 입는 방법을 잊어버리고, 아무 곳에나 대소변을 보기도 한다. 의미 없는 웃음이 많아지고 식욕이 늘어 통제하지 않으면 과식으로 체중이 늘기도 한다. 걸음걸이도 나빠지고 말수가 거의 없어진다. 이후 호흡기, 요로계통, 욕창 궤양 등에 의한 감염으로 사망하게 된다.

초기 증상으로 인격변화와 탈억제(참지 못함)가 나타나는데 서서히 시작되고 점진적으로 진행된다. 탈억제는 참지 못함으로 사회적 예절을 지키지 않는 부적절한 행동과 범죄적 행동을 하게 된다. 또 무감동에 빠져 자신의 일과 책임에 대한 흥미 상실, 사회적 위축, 그리고 더러워도 개인위생에 관해 관심이 없다. 가족이나 친구에 대한 공감 결여, 사회적 관심과 다른 사람의 필요나 감정에 대한 관심이 감소하는 경향이 있다. 또 폭식을 하거나 심지어 입으로 먹을 수 없는 물건을 입으로 먹으려 하기도 한다.

2) 진행성 비유창 실어증

언어 관련 치매 중, 진행성 비유창 실어증(progressive non-fluent aphasia)은 인지 장애나 행동의 이상이 없음에도 말하기 어려워하고 자주 말이 끊기고 더듬거리거나 우물쭈물하는 등의 언어의 유창성, 발음, 단어 선택의 어려움이 있다. 글을 쓸 때도 문법에 맞지 않고, 음소 착어증(비행기를 비행고 등으로 잘못 읽음)을 보이며, 글을 읽는 데 유창하지 않고 노력을 많이 해야 한다. 행동장애는 심하지 않다. 이유는 환자들 대부분이 자신이 말을 유창하게 잘 못한다는 병에 걸렸다는 사실을 알고 있어서 사회적 에티켓은 적절히 지킬 수 있기 때문이다.

3) 의미 치매

언어 관련 치매 중 의미 치매(semantic dementia)는 언어는 유창하지만 어의 실어증(semantic aphasia- 말의 뜻을 잘 모름) 및 실인증(agnosia-사물에 대한 본질을 잘 모름)이 특징이다. 즉, 의미 치매 환자는 단일 단어를 이해하는 데 어려움을 겪는다. 초기 좌측 전두측두엽이 문제가 있으면 단어, 사물, 개념에 대한 의미지식(semantic knowledge)이 점진적으로 상실하게 된다. 반면 우측 전두측두엽의 위축이 현저한 환자들은 사람을 잘 몰라보고, 타인에 대한 공감능력의 상실과 완고한 성격, 식사태도 변화 등의 행동변화를 동반한다.

가) 좌측 측두엽 위축이 더 심한 의미 치매

흔히 사용하지 않는 명사에 대한 이름대기 장애와 이름을 말하라고 하면 의미가 비슷한지만 하위개념의 다른 단어로 대치하는 의미 착어증이 나타난다. 예를 들어 '사자'를 보여주고 이름을 물으면 예컨대 '개'라고 대답하는 식이다.

나) 우측 측두엽 위축이 더 심한 의미 치매

초기증상이 얼굴 인식 불능증으로 나타난다. 가족, 친지도 모르고 자신의 사진이나 거울에 비친 자신도 못 알아본다.

지금까지 전두측두엽 치매의 아형별 임상 증상을 도표화하면 다음과 같다.

<표2-3> 전두측두엽(피크병)의 아형별 임상 증상

아 형	행동양상	인지저하	뇌 영상소견
행동변이형 전두측두 치매	초기부터 의욕저하 무감동, 충동억제장애 부적절한 언행, 수치심 상실 식욕 변화 또는 과식증 과도한 집착, 감정이입 소실	수행능력/ 판단력 저하 기억력과 시공간 기능은 상대적으로 보존	양쪽 전두엽과 전측두엽 위축
진행 비유창 실어증	말기까지 보존	문법 상실증, 말더듬 유창성 저하, 복잡한 문장의 이해력 저하	좌측 뒤쪽 전두엽- 뇌섬엽 주변 위축
의미 치매	감정이입 소실 융통성 없는 태도, 강박증, 인색함, 식욕변화	이름대기 장애 단어 개념 소실 읽기/ 쓰기 장애	편측 (주로 좌측)

출처: 대한치매학회, 2017

흔히 노년층에서 주로 발견되는 알츠하이머와 달리 전두측두엽 치매는 주로 45~65세 중후반의 초기 노년층에게서 많이 발견된다. 여성보다는 남성에게서 많이 발병되는 양상을 보이고 있으며, 우울증으로 오진하기 쉽다(시사상식사전, 2014). 전두측두엽 치매는 뇌의 전두엽이나 측두엽이 손상되어 처음에는 언어상의 장애가 오며 점차 행동장애, 인격 장애, 결국은 기억 장애가 나타나는 비교적 드문 뇌 질환이다. 이 병의 원인은 밝혀지지 않았다. 이 병이 진행되면 결국 언어 장애, 이상 행동 그리고 치매를 유발하게 된다. 단기간만 기억할 수 있다. 부검을 통해서만 확진할 수 있다.

(2) 전두측두엽 치매들에 대한 돌봄 원리

전두측두엽 치매는 초기에 같은 행동을 반복하거나 억제되었던 행동을 심하게 한다. 반면, 관심 없는 것은 완전히 무시하는 극단적인 행동 증상이 있다. 행동은 단순하고 날씨와 관계없이 같은 시간에 산책하러 나간다. 같은 속도로 걸으며, 같은 시간에 귀가한다. 그때그때 상황을 감안하여 행동을 조절할 수 없기 때문에, 시간표적 생활리듬과 돌보는 사람의 돌봄을 서로 맞추어 아우르는 대처가 필요하다. 식사 때는 단것, 양념이 진한 맛을 선호하게 되고, 특정 식품에 집착하여 매일 같은 것을 먹는다. 이처럼 같은 것을 반복해서 먹어도 정작 본인에게는 갈등이 없다.

탈억제로 상황에 맞게 행동을 조절할 수 없기에 무임승차, 물건 사고 돈 안 내기, 신호등 무시 등이 나타나는데 그 행동을 제지하면 흥분하기 때문에 대응에 고심이 많다. 상대방의 마음을 이해할 수 없어 회의 중에 콧노래하거나, 장례식에서 큰 소리로 웃거나 떠드는 등 상대를 화나게 하는 배려 없는 발언도 한다. 이런 문제로 도저히 감당할 수 없어서 요양원에 보내는 경우가 많다. 관심과 흥미가 사소한 자극에도 바뀌어서 종잡을 수가 없다. 전두측두엽 치매에서는 환자의 생활리듬에 맞게 돌볼 필요가 있다.

5. 기타 치매들

(1) 크로이츠펠트 야콥병

　독일의 신경과 의사인 크로이츠펠트와 야콥이 1920년대에 처음으로 변종프레온 단백질을 통해 치매 증상이 일어나는 것을 발견했다. 이들의 이름을 명명하여 크로이츠펠트 야콥병이라 했다. 전(全)세계적으로 매년 평균 100만 명당 0.5~1.5명 발생하는 희소병이다. 우리나라에서는 2008년 광우병 파동 때에 인간광우병 소동이 벌어진 공포의 병이 포함되는 치매 병이다.

　이 병도 몇 가지로 구분되는데, 먼저 산발 크로이츠펠츠 야콥병이 있다. 이 병의 85%를 차지한다. 원인을 알 수 없다. 둘째로, 가족 크로이츠펠트 야콥병이 있다. 유전되는 병으로 크로이츠펠트 야콥병 중에 10~15%에 해당한다. 셋째로, 의인 크로이츠펠트 야콥병이 있다. 이것은 이 병에 걸린 사람으로부터 전염되는 병이다. 환자의 피를 수혈받았든지, 환자를 수술한 도구로 수술받았을 때 등에서 걸린다. 넷째로, 신 변종 크로이츠펠트 야콥병인데 이것은 광우병에 걸린 소고기를 먹었을 때 걸리는 병이다. 전(全)세계적으로 지금은 거의 발생하지 않는 병인데 그래도 광우병 의심지역에 가서 소고기 먹을 때, 변종 프레온 단백질이 많이 들어있는 골수, 뇌, 내장 등을 먹는 것을 삼가는 것이 좋다.

이 병은 일명 인간 광우병이라고 부른다. 변종 프레온 단백질로 인해 오며 이 프리온 단백질이 대부분 신경교세포에 축적되어 신경 아교증이 일어나게 된다. 사람을 포함해 동물이 프리온에 감염되면 뇌에 스펀지처럼 구멍이 뚫려 신경 세포가 죽어서 해당 뇌 기능을 잃게 되는 해면 뇌병증이 발생한다. 급격히 진행되어 고위 대뇌 기능과 소뇌 기능의 저하, 근육간대경련이 일어난다. 야콥병은 청년층과 장년층에서 일어난다. 치료법이 없으며 발병 이후 대개 1년 이내에 사망하는 것으로 알려진다. 변종 야콥병인 경우도 1년 반~2년 이내에 사망하는 것으로 알려졌다(서울대 병원 의료정보).

광우병과 관련 국제동물보건기구가 주관이 되어 결정하는 국가별 광우병 발생위험의 단계는 위험 무시국, 위험 통제국, 위험 미결정국으로 구분하는데 위험 무시국이 최상위 안전한 단계다. 우리나라는 도축되는 소의 뇌를 수시 검사하여 광우병의 발생을 확인하고 있고, 광우병 안전국에서만 소의 골분, 소의 부산물을 들여오므로 광우병 위험 통제국에 속한다.

참고로 2008년 미국산 쇠고기 수입과 관련하여 우리 사회를 혼란의 도가니에 빠뜨렸던 미국의 경우 2013년 '광우병 위험 통제국'에서 '광우병 위험 무시국'의 최고 수준으로 격상되어 아무 문제가 없다(양기화, 2017).

최근 광우병의 원인 단백질로 알려진 변종 프레온의 증식을 억제하는 항체가 만들어졌다. 이 항체는 뇌에 존재하는 '정상 프레온'이 광우병을 일으키는 '변종 프레온'으로 형태를 바꾸지 못하도록 방해하는 작용을 하는 것으로 알려졌다. '변종 프레온'의 증식이 억제되면 형성되어 있던 '변종 프레온'이 점차 분해되기 때문에 치료제로 사용할 수 있을 것으로 예상된다(양기화, 2017).

(2) 헌팅톤병(헌팅턴병)

헌팅톤병은 1872년 미국인 의사 헌팅톤이 역시 의사였던 조부와 부친에 이르기까지 3대에 걸친 진료기록을 토대로 하여 정리한 환자들의 예를 처음 발표하여 알려졌다. 처음에는 얼굴을 찡그리거나 고갯짓을 하거나 손가락을 굽혔다 폈다 하는 등의 증상을 보인다. 병증이 진행되면서 점차 사지의 움직임이 마치 춤추듯 하는 무도증이 나타나고 이러한 몸의 움직임을 환자가 의지대로 억제할 수 없게 된다. 때론 망상이나 환각을 보게 되는데, 이 때문에 자살을 많이 시도한다. MRI 검사를 해보면 측뇌실이 확장되어 있으면서 양측 미상핵이 위축되어 있다. 염색체 검사에서 제4염색체가 돌연변이 이상이 관찰된다. 헌팅톤병 증상이다. 환자의 뇌를 부검하여 조사해 보았더니 뇌가 전반적으로 위축되어 있었다. 그리고 미상핵과 조가비핵의 신경세포가 거의 없어졌으며 반응성 변화가 있었다. 한 예로, 40대 나이 환자에게 병이 나타나고 무도증이 나타나고 치매 증상이 심해지면서 인격변화까지 나타났다. 처음 병원에 온 지 몇 개월 후 폐렴으로 사망하였다. 10년~25년 또는 그 이상의 경과를 밟으며 폐렴이나 감염, 낙상으로 인한 손상 등 생명을 위협하는 합병증을 동반한다. 치매는 이 병의 말기에 나타난다. 그 헌팅톤 환자의 딸도 13세부터 팔다리를 뻣뻣하게 펴고 걷는 증상을 보이며 15세 때부터는 보행 장애가 심해져 때로 넘어지기도 했다. 16세부터는 표정에 이상이 나타나면서 팔다리가 마음대로 움직이지 않았다. 무도증은 아직 뚜렷하게 나타나지 않으며 정신상태가 정상이다. MRI 검사를 해보니 헌팅톤 증상이 나타나 헌팅톤병으로 진단되었다. 즉, 헌팅톤 병은 유전이 되는 병이다 (양기화, 2017).

(3) 에이즈 치매

19세기 전반 유럽사회는 문란한 성도덕으로 확산되는 매독이 큰 골칫거리였다. 당시만 해도 매독 치료제가 없었기 때문에 일단 감염되면 뇌까지 파급되어 뇌 매독으로 발전했다. 뇌에 매독균이 침투되면 신경 세포가 손상을 받아 치매 증상을 보이게 된다. 지금은 매독이 치료되어 매독성 치매는 거의 사라졌다고 보여진다.

1980년대에 들어 주목받게 된 에이즈가 치매를 일으키는 것을 보고 에이즈 공포가 커졌다. 에이즈는 마지막 진행과정에서 치매 증상을 일으킨다. 에이즈는 HIV 바이러스에 의해 감염된다.

2016년 말까지 전(全)세계 에이즈 환자는 3,670만 명이다. 2016년에만 180만 명이 새롭게 에이즈 환자로 진단되었다. 우리나라도

2016년 한 해 동안 1,199명이 새롭게 에이즈로 진단되었고 누적 감염자는 15,108명이다. 에이즈는 동성애 가운데 대부분 감염된다. 최근에는 에이즈 보균자인 이성 간 성 접촉에서도 증가하고 있다고 한다. 에이즈의 잠복 기간이 7~10년 경과하여 에이즈 급성기가 되면, 마지막에 치매 증상이 나타난다. 여러모로 에이즈, 후천성면역결핍증은 무서운 병이다.

(4) 알코올성 치매

알코올 중독으로 인한 치매는 술을 마시는 과정에서 영양섭취가 부족하게 되는데, 특히 비타민 B1의 결핍으로 뇌손상을 받아 나타난다. 술을 자주 마시는 사람은 치매 위험이 일반인보다 7.42배 높은 것으로 나타났다(충남보건정책과, 2015). 술을 소량으로 마실 때는 오히려 치매 예방에 좋다고 한다. 그러나 다량의 알코올 섭취는 뇌에 직접 손상을 주거나 그 밖에 다른 경로로 치매를 유발하게 된다. 다량의 알코올 섭취의 기준은 포도주로는 하루에 두 병, 맥주로는 3,000cc, 소주를 비롯한 증류주로는 반병 정도 되는 양이다. 여자는 남자보다 적은 양을 마셔도 올 수 있다. 이러한 분량의 술을 10~15년 동안 지속해서 마시면 치매가 올 수 있다.

알코올성 치매 환자는 건망증, 지남력 상실, 주의집중이 되지 않고, 반복되는 행동을 하고, 정신운동 지체 등의 증상이 특징이다. 검사를 해보면 추상적인 사고장애를 보이며, 단기 기억력이 떨어지고 말이 유창하게 나오지 않는다. 대뇌피질이 위축되기 때문에 CT를 찍어보면 대뇌피질 사이의 고랑이 넓어진 모습을 볼 수 있다.

알코올성 치매는 적어도 회복이 가능하다. 환자가 철저하게 금주하면 증상이 호전된다.

(5) 수두증(Hydrocephalus) 치매

수두증은 세칭 뇌에 물이 차는 것을 말한다. 수두증은 뇌척수액의 순환통로가 막히거나, 생산과 흡수의 불균형으로 인하여 두 개강 내에 뇌척수액이 과잉 축적되어 뇌실 또는 머리가 확장된 상태를 말한다. 이 때문에 치매 증상이 오게 된다. 수두증 치매가 오면 보행 장애가 오는데, 초기에는 보폭이 좁아지고 계단이나 산을 오를 때 불편감을 호소하여 어르신에서 흔히 보는 보행과 비슷하다. 심한 경우에는 파킨슨 증상과 같기도 하나 대개 경미하다. 두 번째로, 배뇨 장애가 오는데 빈뇨, 절박뇨가 생기고, 요실금이 오고 질병 말기에는 변실금(자신의 의지와 상관없이 대변이 나오는 현상)으로 진행된다. 또한, 인지 기능 장애도 와서 자발성 및 집중력이 떨어진다. 심하면 무감동(감동이 생기지 않는 상태-즐거움, 슬픔 등 느끼지 못하거나 표현 못 함. 표정의 변화 없고 매사 귀찮아함. 치매 대상자 초, 중기 50% 내외에서 나타남)을 보인다. 때로는 공격성도 보인다.

치료방법은 수두증을 일으킨 원인을 찾아서 제거하는 것이다. 그렇지만 원인이 밝혀지지 않은 것도 있다. 이때 뇌실-복강 단락 수술을 해서 뇌실에 차 있는 뇌척수액을 복강으로 흘러나가게 해 주면 증상이 호전된다. 일찍 발견해 치료하면 완치되는 범주의 치매다.

PART 3

뇌와 치매

🔍 치매란 뇌의 기능이 지속적이고 본질적으로 손상되어 나타나는 질병이므로 치매를 예방하기 위해서는 뇌를 알아야 한다. 뇌는 우리의 생각, 판단, 운동, 감각 등을 담당하는 매우 중요한 기관이다.

한국 뇌 연구원 원장이신 서유헌 박사는 뇌의 구조를 3층으로 보았다. 그가 말한 바로는 1층은 파충류의 뇌(생명의 뇌) 1층이 죽으면 뇌사로 판정이 난다. 2층은 동물의 뇌(감정, 본능의 뇌)로서 특히 변연계에 해당하는 뇌다. 3층은 인간의 뇌(지〈智〉의 뇌)로서 대뇌피질에 해당한다. 이 3층의 인간의 뇌가 죽으면 동물 상태에 들어가게 된다. 이를 시각화하면 〈그림 3-1〉과 같다.

〈그림 3-1〉 뇌의 구조와 치매의 원인

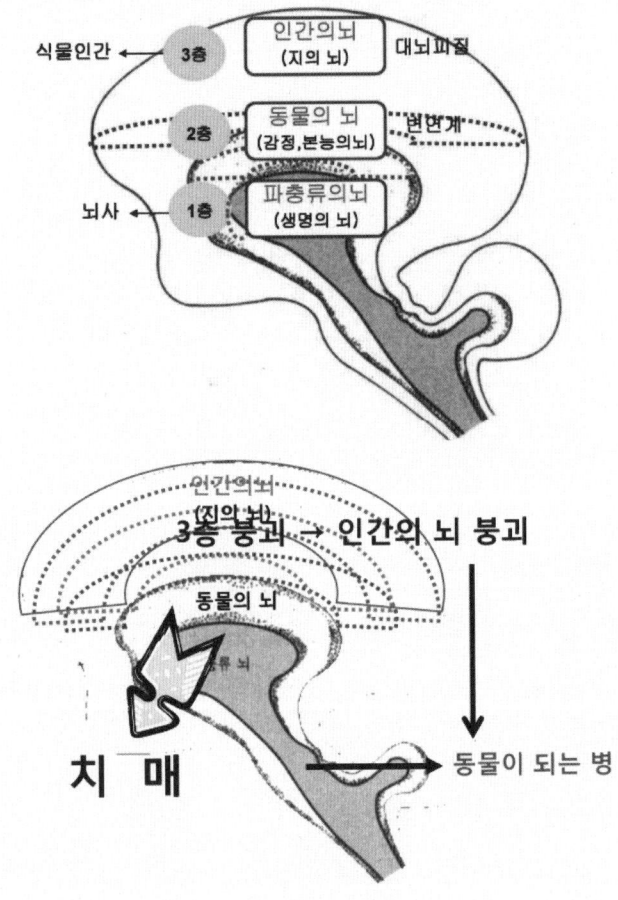

출처: 조유헌, 2015, p.3.

🔍 따라서 치매란 뇌의 구조로 설명하자면 3층의 인간의 뇌(지의 뇌: 대뇌)가 붕괴하여 2층의 동물의 뇌(번연계: 가장자리뇌)와 1층의 생명의 뇌(뇌줄기: 뇌간)가 살아 있는 한마디로 동물이 되는 병이라 할 수 있다. 따라서 치매를 알려면 뇌를 알아야 한다.

제3장에서는 치매의 원인인 뇌손상을 알려면, 뇌의 구조와 기능 및 치매 연관 관계들을 알아야 하므로 뇌에 대해 자세히 알아보려고 한다. 차례대로 뇌의 구조를 알아보고, 뇌의 발달과정, 치매와 결정적으로 연결되어 있는 대뇌 부분을 집중적으로 안내하려고 한다. 전두엽, 두정엽, 측두엽, 후두엽, 변연계로서 치매와 연관되는 부분을 집중 조명하려고 한다.

1. 뇌의 구조

뇌의 무게는 몸무게의 2%밖에 되지 않으며, 신생아 뇌의 무게는 400~500g이다. 성인 남자는 약 1.4kg이고, 여자는 약 1.2kg 정도 된다. 뇌는 두개골로 싸여 있기 때문에 외부의 충격으로부터 보호를 받는다. 또한, 뇌는 뇌척수액이라는 물속에 둥둥 떠 있다. 따라서 운동을 할 때 뇌가 움직여도 뇌가 상처를 받지 않는다(나덕렬, 뇌미인 3, 2018).

뇌는 모든 동물의 머리 부분에 있으며 신경 세포가 집합하여 신경작용의 가장 중심이 되는 부분이다. 사람의 뇌의 무게는 1.2kg~1.4kg에 지나지 않고 몸무게에서 차지하는 비율은 1/50 정도 되지만, 우리 몸에서 가장 중요한 일을 하고 있다.

지금까지 알려진 사람의 뇌 가운데 가장 작은 것은 0.45kg, 가장 큰 뇌는 2.3kg인데, 둘 다 지능은 보통이다. 동물 중에서는 고래의 뇌가 5~8kg 정도로 가장 크지만, 고래의 몸에서 뇌가 차지하는 비율은 1/2000로 매우 작으며, 인간보다는 지능이 훨씬 낮다. 사람과 가까운 침팬지나 오랑우탄 같은 유인원도 몸 전체에서 뇌가 차지하는 비율은 약 1/100에 불과하다.

결론적으로, 사람의 뇌는 지구상의 어떤 동물보다 뇌가 차지하는 비율이 크기 때문에 동물에 비해서 사람이 지능이 높은 것이라고 할 수 있다. 그러나 사람들 중에서는 뇌의 크기에 따라서 지능은 별로 관련이 없는 것으로 나타났다.

뇌 구성 신경 세포에 대해 알아보자면, 뉴런은 신경계를 이루는 기본적인 세포단위이다. 사람의 뇌에는 약 1,000억~1조 개의 뉴런이 있고, 하나의 뉴런에 1만 개의 스냅스가 이어진 정교한 네트워크 구조로 되어 있다. 성인의 뇌는 총 500조 또는 1,000조의 시냅스를 형성할 수 있으며, 이는 미국 의회 도서관 내 장서의 15배~30배를 저장할 수 있는 수준이다. 뇌의 에너지원은 산소와 포도당이다.

뇌세포 뉴런이 자극되면 시냅스를 통해 신경전달 물질인 아세틸콜린을 분비하여 인간은 생각하고, 행동하며, 느낄 수 있게 된다. 그러나 노화(老化) 등의 원인으로 뇌세포 수가 감소하면 이에 따라 시냅스도 감소하게 된다. 그러면 기억력과 인지력이 감퇴하는 등 뇌의 전반적인 기능이 떨어지게 된다(강강원, 2015).

뇌는 1,000억 개~1조 개의 뉴런 신경 세포로 구성되어 있는 신경 덩어리이다. 뇌를 통해 신체의 모든 행동을 통제하고 신체 모든 부분을 통솔, 통제하며 학습, 기억, 사고, 문제 해결, 감각, 운동 등에 대한 정보처리를 담당한다. 또한, 근육과 심장, 소화기관 같은 모든 기능도 조절한다. 생각하고 기억하고 상상하는 등 인간의 복잡한 정신활동을 일으킨다. 따라서 뇌는 조금만 손상을 입어도 그로 인해 큰 영향을 받게 되는 중요한 곳이다.

뇌가 이처럼 복잡하고 많은 활동을 하기 때문에 인체 에너지 전체 소비량의 20%를 사용한다. 뇌는 혈액을 통해 영양을 공급받는데, 심장에서 나가는 피의 15%(1분당 750cc)를 사용하고 우리가 들이마시는 모든 산소의 20~25%를 사용할 정도로 많은 혈액과 산소를 필요로 한다. 그래서 뇌를 '에너지를 잡아먹는 하마'라고 부르기도 하는데 '전원을 켜 둔 상태의 컴퓨터'라고 이해하는 편이 빠르다(박주홍, 『두뇌 홈 트레이닝』, 2017).

머리는 대뇌, 소뇌, 뇌간(뇌줄기)으로 이루어져 있다. 가장 큰 대뇌는 뇌 전체 무게의 약 80%를 차지한다. 대뇌 표면에는 두께 2~6mm의 대뇌피질이라는 회백질 층이 있다. 안에는 대뇌수질이라는 백질이 있다. 대뇌피질에는 많은 신경 세포(뉴런)가 모여 있으며 인지와 사고 활동의 중추 역할을 한다. 대뇌 밑에 있는 소뇌는 타원형 기관으로 신체 동작을 부드럽고 정확히 하며, 몸의 균형을 조절하는 기능을 한다.

대뇌와 소뇌를 제외한 부분은 뇌간(뇌줄기)으로 간뇌, 중뇌(중간뇌), 뇌교(다리뇌), 연수(숨뇌)의 네 가지 기관으로 이루어져 있다. 뇌간(뇌줄기)은 운동신경과 감각신경의 신경섬유가 지나는 관으로 심장의 맥동이나 호흡, 체온조절 등 생명 유지에 필요한 많은 기능을 담당한다.

<그림 3-2> 뇌 전체 그림

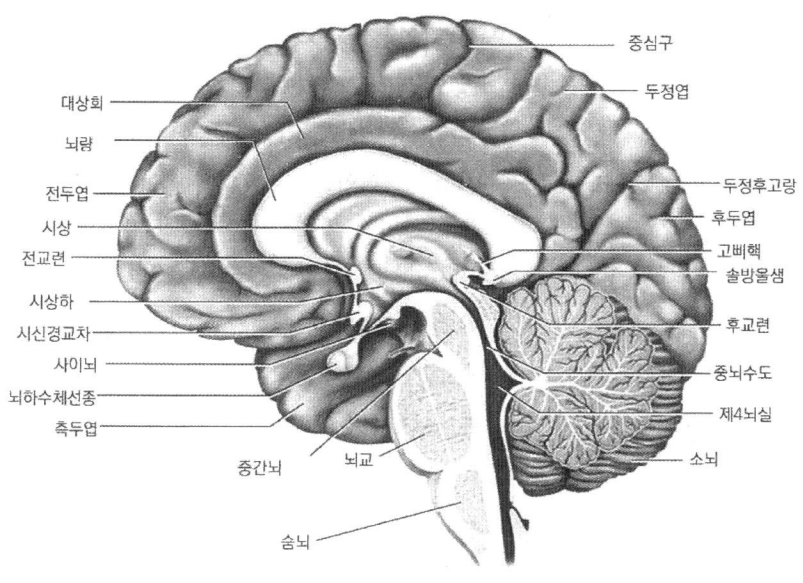

(1) 대뇌

대뇌는 전두엽, 두정엽, 후두엽, 측두엽과 변연계를 합친 큰 뇌 덩어리를 말한다. 대뇌의 주의력은 모든 인지 과제를 수행하는 데 있어 기본이 되는 필수 기능으로, 문제를 푸는 동안 주의가 분산되지 않도록 집중력을 발휘하게 해 준다. 특정 영역을 떠나 모든 대뇌 전 영역이 주의력과 관련되어 있다고 볼 수 있다(박흥석 외, 4권, 2018).

대뇌의 내부구조를 살펴보면 대뇌 바깥 표면 쪽에 대뇌피질(회백질)과 내부의 백질로 구성되어 있다. 이 둘 중에 바깥쪽의 대뇌피질이 더 중요한데 인지 기능을 담당하기 때문이다. 내부의 백질은 멀리 떨어져 있는 뇌의 바깥쪽 부분들끼리 정보를 주고받을 수 있도록 연결해 주는 역할을 한다. 대뇌피질은 구불구불하게 주름져 있어서 더 많은 정보를 효과적으로 처리할 수 있게 만들어져 있다. 위쪽으로 올라온 부분을 이랑이라고 부르고 계곡처럼 안쪽으로 들어간 부분을 고랑이라고 부른다.

대뇌는 아래 〈그림 3-3〉 대뇌의 구성과 같다. 전두엽, 두정엽, 후두엽, 측두엽, 변연계로 구성되어 있다.

〈그림 3-3〉 대뇌의 구성

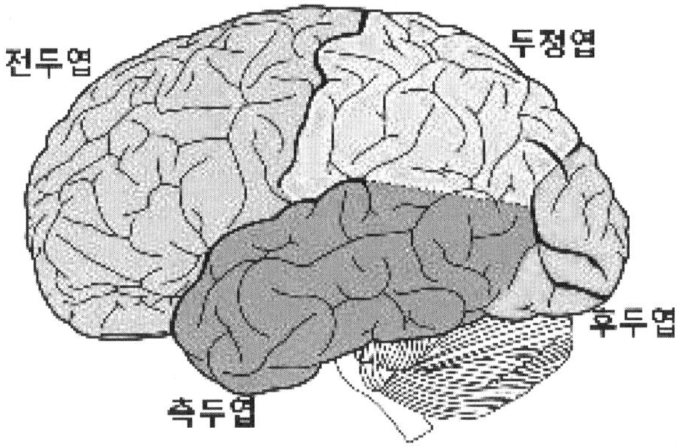

(2) 소뇌

머리 뒷쪽에 있는 소뇌는 전체 뇌 용적의 10% 정도를 차지하는 중추신경계의 일부로 대뇌의 뒤쪽 아래 부분에 위치하며 무게는 150g 정도이다. 소뇌는 표면에 작은 주름들이 많은 것이 특징이다. 전체 뇌의 10%에 불과한데도 뇌 신경 세포 절반 이상이 소뇌에 밀집해 있다. 대뇌의 좌우반구 같이 소뇌도 좌우 두 부분으로 나뉜다. 소뇌의 좌우 부위는 가느다란 중앙부에 의해 연결되어 각각의 다른 기능을 한다. 소뇌의 내부구조는 가장 바깥층에 신경 세포 집단인 소뇌피질과 피질에서 나오는 신경섬유 다발로 이루어진 소뇌 수질(백질)이 있다. 소뇌의 가장 안쪽 내부에는 소뇌핵이라는 신경 세포 덩어리가 존재한다.

소뇌반구를 나누는 소뇌충부는 중앙에 명백하게 나뉜 부분이 없이 등뼈 같은 융기를 가운데 두고 나뉘어 있다.

소뇌는 중추신경계의 일부분으로 대뇌의 기능을 보조한다. 자발적 운동의 조절과 평형을 유지하는 기관이다. 조화로운 운동을 가능하게 하고 우리 몸의 균형을 잡는 데 중추적인 역할을 한다. 즉, 소뇌에 문제가 생기면 보행 장애가 일어난다.

(3) 뇌간(뇌줄기)

좌우 대뇌반구 및 소뇌를 제외한 부분으로 뇌의 한가운데에 위치한다. 뇌간(뇌줄기)은 간뇌, 중뇌(중간뇌), 뇌교(다리뇌), 연수(숨뇌)의 네 가지 기관으로 이루어져 있다. 뇌간 아래쪽에는 연수(숨뇌)가 척수에 이어진다. 뇌와 척수를 이어주는 줄기 역할을 하는 부위로서 대뇌반구와 소뇌, 척수 등의 각 부분과 밀접하게 관련되어 있다. 또한, 12쌍의 뇌신경 중 후각신경(제1뇌신경)과 시각 신경(제2뇌신경)을 제외한 10쌍의 뇌신경이 뇌간(뇌줄기)에서 나온다.

뇌간은 뇌의 아랫부분에 위치하며, 대뇌반구 안쪽에 자리 잡고 있다. 뇌간(뇌줄기)은 시상과 척수 사이에 있고, 소뇌의 앞쪽에 있다.

구조를 보면 직경은 약 8cm로 뇌간(뇌줄기)은 상행성 신경로와 하행성 신경로의 통로를 제공하며, 열두 쌍의 뇌신경 중 후각 신경, 시각 신경을 제외한 열 쌍의 말초신경이 뇌간(뇌줄기)에서 나온다. 뇌간(뇌줄기)은 생명유지에 중요한 역할을 하며 호흡중추, 심장 중추, 의식 중추가 있다.

1) 간뇌(사이뇌)

대뇌와 중뇌 사이에 위치하는 여러 신경구조 복합체. 간뇌(사이뇌)는 시상상부, 시상, 시상 하부로 구성되어 있다. 간뇌(사이뇌)는 감각신호를 뇌에 입력하는 신경 세포와 뇌의 다른 부분을 연결해주는 감각 신호전달기관으로 작용하는 역할을 한다.

시상은 간뇌(사이뇌)의 대부분을 차지하고 있으며 감각정보와 운동정보를 처리하며 대뇌로 보내는 기능을 한다. 시상하부는 시상 밑에 위치하며 항상성 유지를 위한 중추로 작용한다. 시상하부는 내분비계와 자율신경계의 기능을 조절하며 망상계(척수에서 받은 각종 정보를 조절해 대뇌피질로 보내는 그물망처럼 생긴 신경망)를 통해 다양한 감각 수용기를 포함한 여러 부위로부터 정보를 받아 시상으로 보낸다. 대표적인 기능으로는 체온 유지, 삼투압 유지, 음식 섭취 조절, 생식기능 조절 등이 있다. 뇌하수체 부위에서는 뇌하수체 전엽 호르몬을 분비하며 다른 기관에서의 호르몬 분비를 조절한다. 뇌하수체 전엽 호르몬의 조절은 시상하부의 신경호르몬에 의해 조절된다.

2) 중뇌(중간뇌)

뇌의 정중앙에 위치하여 '가운데골', '중뇌'라고 불린다. 뇌의 대부분을 차지하고 있는 좌우 대뇌 사이에 끼어있는 뇌줄기를 구성하고 있다. 위로는 사이뇌(간뇌)와 연결이 되고 아래로는 뇌줄기의 세 부분 중, 가운데 부분인 다리뇌(교뇌)로 이어진다. 중뇌(중간뇌)는 가장 앞부분을 차지하는 굵은 신경섬유다발로 대뇌에서 전달되는 운동신경섬유 일부를 소뇌와 공유한다. 사람의 팔, 다리를 움직이고 조절하는 기능을 한다. 중뇌(중간뇌)는 무의식적 반사운동의 중추로 자율신경계의 조절, 체온과 혈당 등을 조절한다. 인간에게 중요한 시각과 청각에 관계하며 눈알의 움직임이나 동공을 조절하는 반사 운동의 중심 역할을 한다.

3) 뇌교(다리뇌, 교뇌)

중간뇌와 숨뇌(연수) 사이에 있고, 뇌의 여러 부분과 연결되며 백질로 되어 있다. 뇌줄기에 존재해 앞쪽으로 돌출되어 있고 숨뇌, 소뇌를 다리처럼 연결하는 역할을 한다. 얼굴 신경, 갓돌림(눈을 움직이는 가쪽 곧은 근) 신경의 핵이 있다. 소뇌와 대뇌 사이의 정보전달을 중계하며 숨뇌와 함께 호흡조절의 기능을 한다.

4) 연수(숨뇌)

뇌교(다리뇌)와 척수 사이에 위치하며 호흡, 순환, 운동, 뇌신경 기능을 담당한다. 위치는 뇌줄기의 하부 구조이다. 연수(숨뇌)는 말 그대로 호흡, 순환 등 생명에 직접적으로 영향을 미칠 수 있는 자율신경기능이 집약되어 있는 부위이다.

위치는 대뇌에서 내려온 신경이 소뇌와 합쳐져 척수로 내려가는 부분에 위치한다. 숨뇌의 아래로는 척수, 뒤로는 소뇌와 맞닿아 있다. 머리의 뒤쪽에 해당하는 위치이다.

구조는 뇌와 척수를 연결하는 모든 상행성, 하행성 신경로가 내포되어 있으며, 수많은 신경핵들이 연수(숨뇌)에 모여 있다. 12개 뇌신경의 출입구 중 대부분은 연수(숨뇌)와 다리뇌이며, 숨뇌에는 9~12번 뇌신경이 기시한다. 연수(숨뇌)에는 호흡, 심박, 위장기능을 조절하는 교감과 부교감 자율신경계가 존재한다.

기능은 중추신경계의 한 부분으로 주로 생명유지 기능과 관련된 내장활동을 조절하는 일을 한다. 중요한 신경 핵세포로 심박동수, 혈압, 호흡, 소화 등 생명유지기능을 담당한다.

- **호흡조절기능:** 혈중산소농도가 감소하면 자극원이 되어 호기(날숨)과 흡기(들숨)를 조절하며, 호흡이 원활하게 이루어지도록 한다.
- **심장 근육조절:** 심장은 자동성이 있어 스스로 뛰지만, 운동·휴식에 알맞게 박동수를 조절한다.
- **혈관운동 조절:** 혈관벽에 존재하는 근육을 조절하여 혈압이 유지되도록 한다.

뇌사와 식물인간 상태의 차이도 모두 이 숨뇌의 손상 여부에 달려 있다. 뇌사는 숨뇌가 회복하지 못할 정도로 손상된 상태이다. 식물인간 상태는 숨뇌가 제 역할을 하는 상태다. 따라서 인공호흡기 없이 자발적인 호흡이 가능한 상태가 된다. 연수(숨뇌)는 생명 유지에 가장 필수적이다(『인체백과+』에서).

2. 뇌의 발달 과정

　　　　　　뇌는 태어나면서부터 죽을 때까지 변하며, 인간의 정체성을 결정한다. 인간의 뇌는 22세쯤에 최고의 왕성한 상태가 되고 이후에는 점차 뇌세포가 죽어간다. 갓난아기의 뇌의 무게는 거의 400g 정도이며, 1년 후에는 2배인 800g으로 증가하고, 4년 후에는 1,200g으로 증가한다. 만 6~7세에는 어른과 같은 크기로 성장한다. 신경 세포의 수는 어른이나 아이나 대동소이하다. 따라서 뇌가 발달한다는 것/ 소위 똑똑한 뇌/ 높은 지능을 갖는 뇌는 신경 세포가 늘어나는 것이 아니라 신경 세포를 연결하는 신경망이 더 촘촘해지고 서로 복잡하게 얽히는 것을 말하는 것이다.

　2~4세까지 뇌 전체 회로망의 50%가 완성되고 4~6세까지 지능 부분인 뇌 전체회로망이 90% 완성되기 때문에, 영아기 때부터 6세 유아기까지 교육이 중요하다. 7~15세 기간에는 필요한 부분의 회로망만 남고 쓰지 않는 회로망은 사라지게 되어 뇌 기능을 최적화시키게 된다.

　뇌의 신경전달 물질이 정서에 미치는 영향을 준다. 인간의 정서, 즉, 마음을 연출하는 세 가지 뇌신경 전달물질이 있다(양승조, p.100.).

　　첫째, 노르아드레날린인데 공격적, 파괴적인 상태를 연출한다.

둘째, 도파민이다. 도파민은 마음을 즐거움과 보상으로 연출한다.

셋째, 세로토닌이다. 마음을 공감을 연출하고 뇌 전체를 조율하는 역할을 한다.

특히, 뇌 균형과 신경전달 물질과의 관계를 보면 다음 〈도표 3-4〉와 같다.

〈도표 3-4〉 뇌 균형과 신경전달 물질과의 관계

종류	상태	나타나는 증상
도파민(Dopamine)	과다	정신 분열증, 조증, 우울, 간질
	결핍	파킨슨병
노르에피네프린(Norepinephrine)	과다	조증
	결핍	우울
세로토닌(Serotonin)	과다	수면과다증, 조증
	결핍	우울증, 불면증
아세틸콜린(Acetycholine)	결핍	알츠하이머병
가바(GABA)	결핍	불안, 헌팅톤 무도병

출처: 퀀텀브레인연구소 정윤하 (양승조, 2018, 재인용).

3. 전두엽과 치매

전두엽은 대뇌반구의 전방에 있는 부분으로 두정엽의 앞부분, 측두엽의 위쪽 앞부분에 위치한다. 기억력 사고력 등을 주관한다.

구조는 대뇌의 피질에는 주름들이 있는데 다른 부분들보다 돌출된 부분을 이랑, 안으로 들어간 부분을 고랑이라 한다. 이러한 몇 개의 이랑이 모여 엽이라 불리는 큰 부분을 형성하여 전두엽, 두정엽, 측두엽, 후두엽 등으로 나뉘어진다. 대뇌의 앞부분을 형성하는 전두엽은 대뇌의 가장 넓은 면적을 차지하는 부분이다. 대뇌피질 중, 큰 부분을 차지한다.

기능은 기억력, 사고력, 추리, 계획, 운동, 감정, 문제 해결 등 고등 정신작용을 관장하며 다른 연합영역으로부터 들어오는 정보를 조절하고 행동을 조절한다. 전두엽의 중심고랑 앞에 있는 일차운동피질은 움직임을 조절하는 기능을 한다.

- **전전두피질:** 감정을 관장하는 도파민 시스템과 관련된 영역이다. 전전두피질은 자신을 인식하고 행동을 계획하며 불필요한 행동을 억제하면서 문제 해결을 위한 전략을 수립하고 의사 결정을 하는 등의 기능을 한다.

- **배외측 전전두피질:** 작업 기억과 주의 집중에 중요한 역할을 하며, 목표지향적 행동에 관여하고 정보에 의거하여 논리적으로 판단한다.
- **복내측 전전두피질:** 감정적인 정보에 의거하여 판단하는 역할을 한다. 손상을 받으면 도덕적 문제에 대해서 냉혹하게 판단하게 된다.
- **안와전두피질:** 욕구 및 동기에 관련된 정보를 처리하며, 사회적으로 적절한 행동을 수행하도록 기능한다.
- 전두엽 관리기능에 손상을 입게 되면 인지적 측면에서는 판단력, 인지적 유연성, 창의성, 계획성, 추상적 사고 등의 심한 감퇴를 보이고, 주의력 결핍 과잉행동장애 증상(ADHD)이 나타난다.
- 행동적인 측면에서 보면, 주변 환경에 적응하는 행동에 매우 광범위하고 심각한 문제를 보인다. 그리고 정서와 성격에서는 극적인 변화가 일어나 치매 현상인 무공감, 충동조절장애, 비윤리적 행동, 냉정하고 반성이 없는 폭력적 행동이 나타날 수 있다.

4. 두정엽과 치매

두정엽은 머리의 정수리 부분에 있다. 일명 '마루엽'이라고도 부른다.

두정엽은 일차 체감각 기능, 감각 통합과 공간인식 등에 관여한다. 손 운동과 혀, 후두, 입술, 등 발성에 관한 운동 중추의 면적은 넓고, 허리와 하지 운동을 조정하는 중추는 비교적 좁다. 신체를 움직이는 기능뿐만 아니라 사고의 인식 기능 중에서도 수학이나 물리학에서 필요한 입체 공간적 사고와 인식 기능, 계산 및 연상기능 등을 수행하며, 외부로부터 들어오는 정보를 종합하는 역할을 한다. 또한, 문자를 단어로 조합하여 의미나 생각을 만드는 곳이기도 하다. 이 부위가 손상되면 무인식증(알지 못하는 상태)이 생긴다.

특히, 오른쪽 두정엽은 공간을 파악하는 능력을 가지고 있으며, 공간에서는 방향이나 위치를 파악하거나, 시곗바늘의 위치를 보고 시간을 파악하는 기능을 담당한다.

두정엽 손상과 치매와의 관계를 살펴보면, 두정엽이 손상되면 방향 파악이 어렵고 위치 파악이 안 되고, 계산과 연산 기능이 떨어진다. 그래서 집을 나가 집을 못 찾는 경우도 생기고, 심하면 집안에서 화장실 찾기도 어려워진다. 계산 부분이 안 되어 은행업무나 쇼핑을 할 때 어려움을 겪는다. 알츠하이머병에서는 이 두정엽 기능이 비교적 초기부터 저하되는 것으로 알려져 있다.

5. 측두엽과 치매

측두엽은 양쪽 귀의 위쪽인 이른바 '관자놀이'라고 부르는 부위에 해당하는 영역을 말하기 때문에 '관자엽'이라고도 한다. 오른쪽 측두엽은 몸의 왼쪽을 통제하고, 왼쪽 측두엽은 몸의 오른쪽을 통제한다.

기능을 알아보면, 측두엽은 청각 정보와 후각 정보가 일차적으로 전달되는 영역이며, 기억력, 학습능력, 언어능력 등을 담당한다. 왼쪽 측두엽은 언어기억, 단어인식, 읽기, 언어, 감정 등을 담당하며, 오른쪽 측두엽은 음악, 안면인식, 사회질서, 물체인식 등을 담당한다.

치매와의 관계를 알아보면, 측두엽이 손상을 입으면 기억력이 떨어지고, 언어에 대한 이해력이 급속하게 저하된다. 측두엽은 연합하는 능력이 있어서 물체의 인지, 판별, 이름 말하기 등에 관여한다. 측두엽의 손상은 실인증을 유발시키는데, 이 병에 걸린 환자들은 자극원을 의식하지만 판별해내지는 못한다. 이러한 손상은 매우 특정하게 일어날 수 있다. 측두엽의 한 부분이 손상되면 얼굴인식이 불가능해진다. 이런 환자는 음성, 체형, 걸음걸이 특징 등을 이용하여 사람을 알아볼 수는 있으나, 얼굴만 봐서는 오랫동안 알아내지 못한다. 측두엽의 다른 연합영역에 손상이 생기면 말하거나, 읽거나 쓰는 데는 문제가 없지만, 언어를 들은 후 이해하지 못하는 현상이 나타난다. 알츠하이머 치매에서는 이 측두엽 부위의 신경 세포가 자꾸 죽어서 없어져 기억력이 떨어지고, 언어 표현과 이해력이 점차 멀어져가게 되는 원인이 되어 치매가 심해진다.

6. 후두엽과 치매

후두엽은 대뇌의 뒤통수 부분에 해당하는 부위로 일명 '뒤통수엽'이라고 한다. 후두엽은 시각 정보를 받아들이고 처리한다. 후두엽은 대뇌에서 가장 작으며, 후두엽에서 처리된 시각 정보는 두정엽과 측두엽 두 갈래의 경로로 나뉘어 전달된다.

후두엽은 주로 시각적인 내용을 파악하는 기능을 가지고 있어 눈에서 온 시각 정보가 모여서 사물의 위치, 모양, 운동상태를 분석하고 통합하는 역할을 수행한다. 우리가 사물을 보면서 주변의 물건들을 파악하는 것은 후두엽 때문이다.

치매와의 연관을 보면, 후두엽의 특정 부분에 손상이 생기면 특이한 결과를 낳는다. 후두엽의 특정위치 손상을 입은 환자는 사물의 움직임을 전혀 인식하지 못한다는 연구결과가 있었다. 이 환자의 시각은 정상이었으나 폭포를 바라볼 때 정적인 화면으로 인식하였고, 자동차가 점점 다가오는 것도 서 있는 정지화면이 단계적으로 연결되는 것으로 인식하였다. 즉, 눈에 아무 이상이 없어도 시각 정보를 파악하고, 분석하지 못하는 시각적 인지 불능상태가 오게 된다.

7. 변연계(가장자리뇌)와 치매

변연계(limbic system)는 1952년 의사이자 신경과학자인 맥클린(Paul D MacLean)에 의해서 처음 도입된 단어이다. 원숭이의 뇌 중에 변연계의 양쪽 측두엽(가장자리)을 제거하면 공격성이 감소된다는 것을 보여 주었다. 이 가장자리를 의미해서 'limbic(가장자리를 뜻하는 라틴어인'limbus'에서 왔다.)'이란 말을 사용하게 된다. 변연계가 변연엽과 변엽엽으로 둘러싸인 구조물로 대뇌반구의 입구를 둘러싼 부분을 지칭하는 뜻으로 사용된 것이다. 가장자리를 둘러쌓다 해서 변연계를 일명 '가장자리뇌'라 부른다. 변연계라는 개념은 정신의학, 신경학에서 사용되고 있지만, 그 정확한 기능과 정의는 계속 변화되고 있다.

뇌는 소뇌(작은골)를 제외하고 3층으로 생각할 수 있다. 즉, 아래로부터 1층 뇌간(뇌줄기)에는 생명활동, 2층 변연계(가장자리뇌)는 감정활동, 3층 대뇌피질에는 이성적인 사고활동이 자리 잡고 있다. 이 중에서 2층과 3층을 합하여 대뇌라고 한다. 즉, 대뇌를 크게 나누면 변연계(가장자리뇌: 감정 센터)와 대뇌피질(이성적사고 센터)로 구성된다.

변연계에는 학자에 따라 조금씩 다르지만 대개 변연피질과, 해마, 편도체 등을 포함한다.

변연계는 뇌간(뇌줄기)과 대뇌피질 사이에 있으며 감정 활동을 주관한다. 예를 들어 맞선을 보러 나갔을 때, 상대방을 보자마자 삽시간에 '이 사람이다, 아니다.'라는 느낌을 주는 곳은 감정센터인 변연계이고, 나중에 집에 돌아와서 '그 사람의 학력, 외모, 성격, 재정적인 능력, 집안 등을 따져 보는 일'은 대뇌피질이 담당한다(나덕렬, 3, 2018).

이처럼 변연계는 주로 감정, 행동, 욕망 등의 조절에 기여하며, 특히 기억에 중요한 역할을 한다. 그리고 수면과 식사하는 주기를 통제하며 기억과 학습에 관여한다. 또 동기화(작업들 사이에 수행시기를 맞추는 것)를 조절하며 후각과도 연관되어 있다.

특히, 편도체(amygdala: 작은 구형의 아몬드 같다고 해서 붙인 이름)가 중요하다. 어떤 것을 보았을 때 그것이 기쁨을 줄 건지 아니면 고통과 위험을 줄 건지를 본능적으로 판단해주는 역할을 한다. 예를 들어 맛있는 음식을 보면 기쁨으로 다가가고, 반대로 똥을 보거나 뱀을 보면 반사적으로 피하게 된다. 그런데 이 편도체에 문제가 생기면 강도가 칼로 자기 배를 찔러도 위험을 인지하지 못하고 그대로 있게 된다.

변연계는 이렇게 감정 활동을 주관하며, 위험을 인지하게 하여 생존에 큰 기여를 한다. 반대로 변연계에 문제가 생긴 치매 어르신은 위험을 인지하지 못하는 불행한 일이 벌어진다.

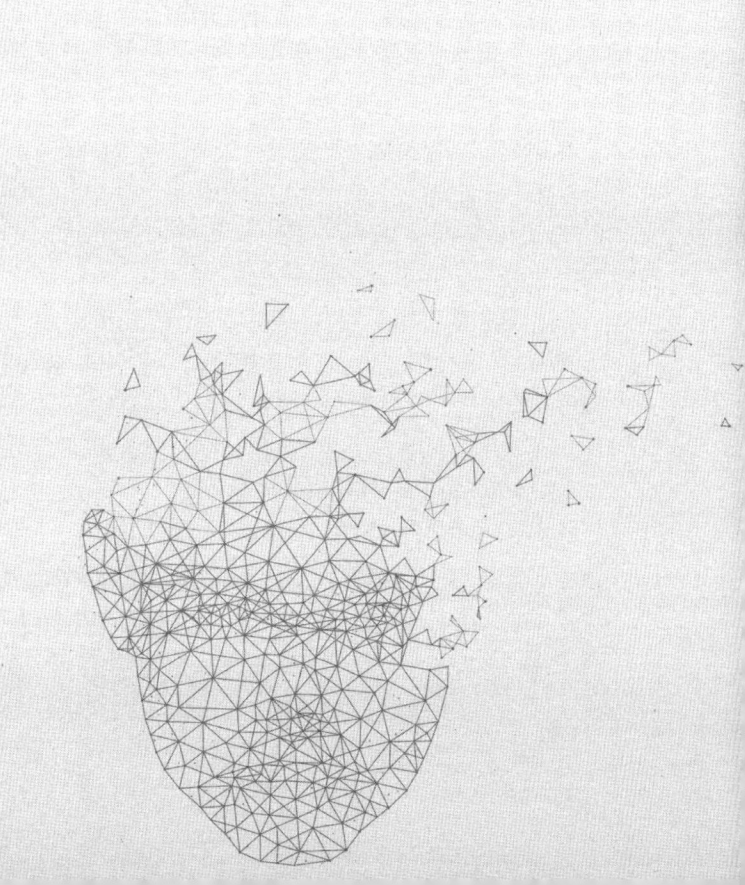

Q 제4장에서는 치매를 선별하는 치매 선별 검사와 치매의 선별을 돕는 검사지들을 소개한다. 먼저, 스스로 작성하며 점검하는 주관적 기억평가문항(SMCQ, Subjective Memory Complaints Qestionaire)이 있다. 치매의 주요증상인 기억력 저하 여부를 알아보기 위한 문항이다.

둘째, 우울증 검사로 기분과 감정을 묻는 검사이다. 노인의 우울증은 치매와 유사하다고 해서 가성(假性) 치매(癡呆)라고 말한다. 실제로 노인 우울증은 치매와 밀접한 연관이 있다. 한국형 노인 우울증 검사(GDS, Geriatric Depression Rating Scale)와 한국형 간이 노인 우울증 검사(SGDS, Short Geriatric Depression Rating Scale)를 소개한다.

셋째, 치매 선별용 한국형 간이 정신상태 검사(MMSE-DS)가 있다. 검사자의 질문에 답을 하는 객관적인 검사이다. 치매 가족(치매예방 지도사)은 이런 치매 관련 선별지나 기타 검사를 진행하는 데에 능숙해야 한다. 차례차례 알아보도록 한다.

PART 4

치매 진단과 검사

1. 주관적 기억력 평가문항
(SMCQ, Subjective Memory Complaints Questionaire)

중앙치매센터 홈페이지에 게시되어 있다. 스스로 자신이 치매 증상이 있는지 검사할 수 있도록 마련해 놓은 것이다.

〈표4-1〉 주관적 기억력 평가문항
(SMCQ, Subjective Memory Complaints Questionaire)

현재 상태에 해당하는 곳에 체크를 하십시오.

순서	질문 항목	예 (1점)	아니오 (0점)
1	자신의 기억력에 문제가 있다고 생각하십니까?		
2	자신의 기억력이 10년 전보다 나빠졌다고 생각하십니까?		
3	자신의 기억력이 같은 또래 다른 사람들에 비해 나쁘다고 생각하십니까?		
4	기억력 저하로 인해 일상생활에 불편을 느끼십니까?		
5	최근에 일어난 일을 기억하는 것이 어렵습니까?		
6	며칠 전에 나눈 대화 내용을 기억하기 어렵습니까?		
7	며칠 전에 한 약속을 기억하기 어렵습니까?		
8	친한 사람의 이름을 기억하기 어렵습니까?		
9	물건 둔 곳을 기억하기 어렵습니까?		

10	이전보다 물건을 자주 잃어버립니까?		
11	집 근처에서 길을 잃은 적이 있습니까?		
12	가게에서 2~3가지 물건을 사려고 할 때 물건 이름을 기억하기 어렵습니까?		
13	가스 불이나 전등 끄는 것을 기억하기 어렵습니까?		
14	자주 사용하는 전화번호(자신 혹은 자녀의 집)를 기억하기 어렵습니까?		

* 6점 이상 시 치매 또는 경도 인지 장애 의심   총점:

출처: 양영순, 2018

 만약 위 표에 있는 치매 질문 문항에 '예'로 대답한 것이 4점 이상이 되면, 확인 클릭 후에는 중앙치매센터 홈페이지에서 다음과 같은 메시지를 확인할 수 있게 된다. "운동과 외부 사회활동을 유지하시고 치매 예방 수칙 3.3.3을 잘 실천하셔서 치매를 예방하세요. 좀 더 정확한 치매 검진을 원하신다면 가까운 보건소나 치매지원센터를 방문해 주세요." 치매 예방 지도사가 검사할 때는 6점 이상 점수가 나올 때 치매 또는 경도 인지 장애를 의심하게 된다. SMCQ 검사에 이상이 있을 경우, 치매예방 지도사를 통해서 한국형 간이 정신상태 검사지(MMSE-DS)로 좀 더 자세한 내용을 검사한 후에 병원을 찾는 것이 좋다.

2. 노인 우울증 검사(GDS, Geriatric Depression Scale)

노인 우울증의 특성은 피로감, 무기력, 무감동 등의 신체 증상을 흔히 동반한다. 주의 집중력 결핍, 건망증, 정신운동지체(행동이 느려지고 굼뜨게 된다) 등을 동반하기도 한다. 이에 따라 치매로 오인되기가 쉽다. 그래서 노인 우울증을 가성 치매(Pseudo-dementia)라고까지 한다.

노인 우울증 검사(Geriatric Depression Scale: GDS)가 가장 많이 노인 우울성 검사에 사용된다. 1983년에 개발되었고, 이것은 30문항이었다. 노인들이 검사받기에 좀 부담스러워 해서 단축형으로 15개 문항으로 구성된 간이 노인 우울증 검사(SGDS)를 만들었다. 한국에서는 2004년 한국형 노인 우울증 검사(GDS, Geriatric Depression Scale)를 만들어 우울증을 선별하는 데 사용하고 있다. 단축형으로 한국형 간이 노인 우울증 검사(SGDS, Short Geriatric Depression Scale)가 있다.

한국형 간이 노인 우울증 검사(SGDS)는 우울 정도를 측정하기 위한 척도로서, 살면서 주로 느끼는 감정에 대한 사고, 정서, 인지, 신체 사회적 측면을 골고루 반영하였다. 문화적 차이를 고려하여 우리나라 노인의 상황에 맞게 수정된 검사이다. 두 가지 검사를 다음 표에서 비교해 볼 수 있다.

〈도표 4-4〉 노인 우울성 척도 검사

유형	특징	절단 점
한국형 노인 우울증 검사 GDS	· 30문항 · 예/ 아니오 평정 · 총점: 30점	16점/ 17점
한국형 간이노인 우울증 검사 SGDS	· 15문항 · 예/ 아니오 평정 · 총점: 15점	지역사회 선별검사: 8점 임상집단(치료를 목적으로 할 때): 10점

한국형 노인 우울증 검사(GDS)는 긍정적 문항(14개)와 부정적 문항(16개) 등 총 30개의 문항으로 구성되어 있으며, 간이형(SGDS)은 15개로 단축되어 노인들이 지루하지 않게 검사받을 수 있도록 되어있다.

두 개 모두 자신이 직접 검사지를 보고 '예/ 아니오'란에 체크하는 형식으로 되어 있다. 피검자의 문맹 여부나 교육 정도에 따라 검사자가 잘 읽어주며 대답을 듣고 체크해줘도 좋다. 총점의 범위는 한국형 노인 우울증 검사(GDS)는 0점에서 30점까지이다. 간이 노인 우울증 검사(SGDS)는 0점에서 15점까지이다. 먼저 GDS를 소개한다.

(1) 한국형 노인 우울증 검사
   (GDS, Geriatric Depression Rating Scale)

먼저 한국형 노인 우울증 검사(GDS, Geriatric Depression Rating Scale)를 보겠다.

한국형 노인 우울증 검사(GDS, Geriatric Depression Rating Scale)

항목	내용	반응	
		예	아니오
1	쓸데없는 생각들이 자꾸 떠올라 괴롭다.		
2	아무것도 할 수 없을 것처럼 무기력하게 느껴진다.		
3	안절부절못하고 초조할 때가 자주 있다.		
4	밖에 나가기보다는 주로 집에 있으려 한다.		
5	앞날에 대해 걱정할 때가 많다.		
6	지금 내가 살아 있다는 것이 참 기쁘다.		
7	인생은 즐거운 것이다.		
8	아침에 기분 좋게 일어난다.		
9	예전처럼 정신이 맑다.		
10	건강에 대해서 걱정하는 일이 별로 없다.		
11	내 판단력은 여전히 좋다.		
12	내 나이의 다른 사람들 못지않게 건강하다.		
13	사람들과 잘 어울린다.		
14	정말 자신이 없다.		
15	즐겁고 행복하다.		
16	내 기억력은 괜찮은 것 같다.		
17	미쳐버리지나 않을까 걱정된다.		
18	별일 없이 얼굴이 화끈거리고 진땀이 날 때가 있다.		
19	농담을 들어도 재미가 없다.		
20	예전에 좋아하던 일들을 여전히 즐긴다.		
21	기분이 좋은 편이다.		
22	앞날에 대해 희망적으로 느낀다.		
23	사람들이 나를 싫어한다고 느낀다.		

24	나의 잘못에 대하여 항상 나 자신을 탓한다.		
25	전보다 화가 나고 짜증이 날 때가 많다.		
26	전보다 내 모습이 추해졌다고 생각한다.		
27	어떤 일을 시작하려면 예전보다 힘이 많이 든다.		
28	무슨 일을 하든지 곧 피곤해진다.		
29	요즈음 몸무게가 많이 줄었다.		
30	이성에 대해 여전히 관심이 있다.		

출처: 대한치매학회, 2017, p.216

* 반응 부분에 배경색이 있는 것에 점수를 1점씩 계산한다. 합해서 16~17점이 나오면 우울증이다.
한국형 노인 우울증 검사(GDS)의 판정은 30문항 중 16~17점이 노인 우울증의 경계선이다.

(2) 한국형 간이 노인 우울증 검사
(SGDS, Short Geriatric Depression Rating Scale)

위 한국형 노인 우울증 검사(GDS)를 단축한 한국형 간이 노인 우울증 검사 (SGDS)는 0점에서 15점으로 되어 있다.

간이형 노인 한국형 우울증 검사(SGDS)

성 명		출생 연도		성 별	남 / 여	검사일	20 년 월 일
검사자		총 점		판 정		정 상 / 저 하	

아래는 지난 1주일 동안 어르신의 기분을 알아보기 위한 질문입니다. 질문을 잘 읽으시고 그렇다면 "예" 그렇지 않다면 "아니오"에 O표 하십시오. 대답하기 어려운 질문이라도 현재 ○○○님의 상태에 조금이라도 더 가까운 쪽을 "예" 또는 "아니오"로 답해 주셔야 합니다.

항 목	예	아니오
1. 삶에 대해 대체로 만족하십니까?		
2. 최근에는 활동이나 관심거리가 줄었습니까?		
3. 삶이 공허하다고 느끼십니까?		
4. 자주 싫증을 느끼십니까?		
5. 기분 좋게 사시는 편입니까?		
6. 좋지 않은 일이 닥쳐올까 봐 두렵습니까?		
7. 대체로 행복하다고 느끼십니까?		
8. 자주 무기력함을 느끼십니까?		
9. 외출하기보다는 집안에 있기를 좋아하십니까?		
10. 다른 사람들보다 기억력이 더 떨어진다고 느끼십니까?		
11. 살아 있다는 사실이 기쁘십니까?		
12. 본인의 삶의 가치가 없다고 느끼십니까?		
13. 생활에 활력이 넘치십니까?		
14. 본인의 현실이 절망적이라고 느끼십니까?		
15. 다른 사람들이 대체로 본인보다 더 낫다고 느끼십니까?		

상담사 이름:	내담자 이름:
상담사 전화번호:	내담자 전화번호:
상담사 의견:	내담자 주소:

총 15문항으로 총 15점으로 계산한다. 채점 방식은 1번, 5번, 7번, 11번, 13번 문항은 역환산 문항으로 '아니오'에 표시된 것이 1점으로 채점된다.

편의상 검사지 자체에 회색으로 채워진 칸에 체크를 하면 1점으로 보면 된다. 점수를 합산하여 총점이 5점 이하는 정상집단이고, 6~9점은 중증도의 우울증을 가지고 있는 집단군이고, 10점 이상인 경우에는 우울증 고위험군에 해당하므로 전문가의 상담이 필요하다.

〈표4-6〉 우울증 판정

구 분	5점 이하	6~9점	10점 이상
판 정	정 상	중증도의 우울증	우울증 고위험군

지역사회에서 이 검사지를 가지고 선별 검사할 때는 8점 이상을 우울증으로 보며, 임상집단, 즉 치료를 목적으로 할 때는 기준이 10점 이상이 된다.

3. 치매 선별용 한국형 간이정신상태 검사
(MMSE-DS, Mini Mental Status Exam for Dementia Screening)

원래 치매 검사의 출발은 미국의 간이정신상태검사 MMSE(Mini Mental Status Exam)인데 치매 검사를 할 목적으로 만들어졌다. 이 검사는 인지능력, 기억력 등을 검사하는 방법으로 간단히 할 수 있는 검사이다. 이 검사에서 경증의 인지능력 상실이 있다고 판단되면 초기부터 치매 치료를 하는 것을 권장하고 있다. 이것을 원용하여 중앙치매센터장인 김기웅 교수가 처음으로 한국형 치매 선별용 간이 정신상태 검사지(MMSE-DS)를 만든 것으로 알려진다. 영어 원문과 비교하여 별다른 내용은 없다. 한국말로 적당하게 번역 적용했을 뿐이다.

MMSE-DS 검사는 반드시 일대일로 평안한 장소에서 해야 하며, 검사자가 피검자에게 문제를 직접 말로 전해주면서 한 문제씩 신중하게 평가해야 한다. 검사지는 총 19문항에 30가지 질문으로 구성되어 있고 각 질문에 응답하면 해당 점수를 주고 올바르게 응답하지 못하면 0점 처리된다. 총점은 30점이다. MMSE-DS의 구성을 보면 다음 〈도표 4-2〉와 같다.

〈도표 4-2〉 한국형 간이정신상태(MMSE-DS) 검사의 구성

문항 번호	인지 영역	배 점	영역 점수
1-5	시간 지남력	각 1점 5항목	5점
6-10	장소 지남력	각 1점 5항목	5점
11	세 단어에 대한 기억등록	각 1점 3항목	3점
12	주의 집중력 (5단계 연속 뺄셈)	각 1점 5항목	5점
13	세 단어에 대한 기억회상	각 1점 3항목	3점
14	이름 대기	각 1점 2항목	2점
15	따라 말하기	1점	1점
16	실행증(praxis)	각 1점 3항목	3점
17	시공간 구성 능력	1점	1점
18-19	판단 및 추상적 사고력	각 1점 2항목	2점
		총 점	30점

(1) 검사 시작 전

검사준비물은 다음과 같다. 검사용지, 필기도구, 손목시계, A4용지, 오각형 겹쳐 있는 샘플 그림 확대본, MMSE-DS 답안지, 돋보기, 보청기이다. 필기도구로는 볼펜, HB 연필과 지우개를, 손목시계로는 일반적으로 확인할 수 있는 디자인으로 준비한다. 검사 중에 "좋습니다.", "잘하고 계십니다."라는 긍정적인 피드백을 주는 것은 괜찮다. 그러나 "맞았습니다.", "틀렸습니다."라고 정답 여부를 알려주는 피드백은 안 된다. 그리고 피검자가 점수를 볼 수 있게 해서는 안 된다.

검사 중에 피검자가 스트레스 없이 긴장함 없이 격려를 받으며 편안한 분위기가 되도록 해야 한다. 그리고 검사 장소에는 날짜를 확인할 수 있는 달력 등을 두어서는 안 된다. 반드시 MMSE-DS 시행지침을 준수해야 한다. 그렇지 못할 경우 결과가 달라질 수 있기 때문이다.

(2) 검사 시작

우선 "어르신 안녕하세요?"로 시작한다. 피검자 신상을 기록한다. 연령은 만 연령을 기준으로 기록하므로 생년월일을 확인한다. 그다음 피검자가 대답한 생년월일이 양력인지 음력인지 확인한다. 자주 피검자가 대답하는 연령과 주민등록상 연령이 다른 경우가 있다. 실제 생년월일이 주민등록상 생년월일과 다른 경우, 실제 연령을 기록한다. 정확한 생년을 모를 경우에는 띠를 확인하여 정확하게 기록한다.

교육연수를 넣는 란에 어르신들이 '학교를 안 다녀서'라는 말씀을 하시기도 한다. 물론 학교를 전혀 다니지 않았다면 교육 연한은 '0년'이지만, 그러나 자세히 물으면 초등학교를 중퇴하여 얼마 다니지 못했다는 의미일 수 있다. 이 경우는 자세히 여쭤보아야 한다. 예를 들어 초등학교 5학년을 마치고 중퇴했다면 교육 연한 '5년'이 되고 초등학교를 5학년 다니던 도중 중퇴했다면 교육 연한이 '4년'이 된다.

일제 강점기의 학제는 특히 복잡하여 단계별 교육 연한 확인이 필요하다. 2년제 간이학교가 운영되기도 하였으며, 한국인이 운영하는 중, 고등학교 통합과정의 4년제 중학교를 피검자가 '중학교' 혹은 '고등학교'로 일반화하여 응답하기도 하고 '전문학교', '사범학교' 등 현재와 다르게 운영된 학제도 있다.

본격적으로 검사를 시작하기 전에 '치매 검사'라고 말하지 말고, "지금부터 ㅇㅇㅇ님의 기억력과 집중력을 알아보기 위하여 몇 가지 질문을 드리겠습니다. 자 어르신! 질문 중 몇 가지는 쉬울 수 있지만 몇 가지는 어려울 수 있어요. 긴장하지 마시고 편하게 풀어 보세요." 이렇게 말해야 부정적인 생각을 하지 않고 다소 어려운 문제도 포기하지 않고 풀게 할 수 있다.

시간 지남력: 1번~5번 문항 질문

💬 문항 1. (어르신!) 올해는 몇 년도입니까?

만약에 피검자가 몇 년 몇 월 며칠까지 답으로 말했을 경우에는 3번 문항도 맞은 것으로 친다. 그러나 "몇 년도 몇 월 며칠입니까?"로 한 번에 질문하면 안 된다. 만일 피검자가 바로 '모른다.'로 대답했다면 바로 틀렸다고 채점하지 말고 한 번 더 기회를 준다. 만약 대답을 두 가지로 했다면 그 둘 중에 어느 연도가 맞는지 한 가지 답만 고르게 부탁드린다. 채점 방법은 '2018년' 정답을 말했다면 1점이 된다. 그러나 네 자리를 다 말하지 않고 '18년', '8년' 했다면 정확하게 네 자리를 말하도록 "올해가 무슨 18년이지요?"라고 정확하게 묻고 정답을 체크해야 한다. 또 피검자가 "을미년.", "기축년." 등 간지로 대답하면 맞더라도 간지가 60년만에 돌아오므로 정답으로 채점하지는 않는다.

💬 문항 2. (어르신) 지금은 무슨 계절입니까?

3, 4, 5월은 봄, 6, 7, 8월은 여름, 9, 10, 11월은 가을, 12, 1, 2월은 겨울이다. 계절 간 교체기에 있는 간절기에는 최대 2주 간격이 벌어지더라도 범위 내로 정답으로 인정한다. 예를 들어 3월 9일인 경우에는 겨울, 8월 24일 경우에는 가을이라고 대답해도 무방하다. 봄·여름·가을·겨울 대신에 '춘절', '하절', '추절', '동절'로 대답해도 맞는

것으로 한다. 계절기준과 다르게 '입춘', '입동' 등 절기를 대답해도 맞는 것으로 한다. 그러나 '섣달', '동짓달' 등으로 대답하면 지금 어느 계절에 속하는지 다시 확인한다. '섣달', '동짓달'까지는 정답이 아니다. 또한, 적절한 기상 상태를 이유로 계절을 대답하면 정답이다. 지금이 봄이더라도 눈이 오는 기상 상태를 이유로 겨울이라고 했다면 정답이다.

문항 3. (어르신!) 오늘은 며칠입니까?

이 질문에 피검자가 요일이나 월까지 답변한 경우 4번과 5번 문항은 건너뛴다.

피검자가 10일인지 11일인지 두 가지 이상 답을 놓고 고민할 때, "어르신! 두 가지 중에 어느 날인 것 같으세요?" 되물어 하나만 선택하도록 한다. 그럴 때 피검자가 '달력을 봐야 알지!', '날짜 가는 것도 몰라…,' '모른다', '날짜가 가는 것을 신경 쓰지 않는다.'고 해도 짐작이라도 추측해보도록 부탁한다. "오늘은 며칠입니까?" 물었을 때 '25일' 오답을 말했을 경우, 음력인지 양력인지 확인하여야 한다. 음력으로 맞추었어도 점수를 준다. 초사흘은 3일, 열나흘은 14일, 보름은 15일, 그믐 또는 말일은 그 달의 마지막 날을 나타냄을 알려준다. 그렇게 해서 맞는다면 점수를 준다.

문항 4. (어르신) 오늘은 무슨 요일입니까?

요일 개념을 잘 모르는 경우도 있다. 이때 모든 요일을 제시하고 선택하도록 지시한다. "오늘은 월, 화, 수, 목, 금, 토, 일 중에 무슨 요일입니까?" 물으며 제시된 요일 중에서 선택하게 한다. 이 경우 모든 요일을 불러주고 선택하도록 해야 하며 한두 가지 요일을 제시하면 안 된다. 채점 방법은 토요일은 반공일, 일요일을 공일 또는 주일이라고 대답해도 정답이다.

💬 문항 5. (어르신!) 지금은 몇 월입니까?

한 달의 오차를 보이면 음력인지 양력인지 확인이 필요하다. 만약 피검자가 음력을 사용하며 그 달이 맞으면 정답으로 인정한다. 숫자가 아니더라도 정월, 동짓달, 섣달 등의 옛 이름을 말하는 경우도 있으니 옛 명칭을 알아두는 것이 좋다.

장소 지남력: 6번~10번 문항 질문

6번부터 8번 문항까지 문항은 장소의 행정구역을 물어보는 것이다. 가장 큰 행정구역부터 두 번째, 세 번째 행정구역을 물어보는 질문이다. 질문 시 "이곳이 무슨 시(도) 무슨 구(군) 무슨 동(무슨 면)입니까?" 한 번에 세 질문을 다 물어보는 것은 안 된다. 큰 행정구역부터 차례로 물어보아야 한다. 예를 들어 '경기도 성남시 분당구 구미동 분당서울대학교병원'이라면 차례로 물어보아야 한다. 세 가지 경우가 있다. 다음의 표에서 보는 것처럼 정확히 상황에 맞게 6, 7, 8번 질문을 해야 한다.

6 번	7 번	8 번
A 도	B 시	C 면
D 도	E 군	F 읍
G 광역시	H 구	I 동

💬 **문항 6.** (어르신!) 우리가 있는 이곳은 무슨 도/ 특별시/ 광역시입니까?

집 주소가 아니라 검사를 시행하는 '현재 이 곳'의 주소가 기준임을 명확히 지시해야 한다. 도 개념을 잘 모르는 경우, 현재 장소에 해당하는 도를 제외한 다른 두 개의 도 이름을 예시로 설명한다. 현재 있는 곳이 '경기도'인 경우는 충청도, 전라도처럼 다른 두 개의 도 이름을 예시로 설명해 준다. 그리고 "그러니까 여기는 무슨 도지요?"라고 물으면 된다. 피검자가 충청도라고 대답했다면 "충청남도인가요? 충청북도인가요?"를 자세히 물어야 한다. 남도와 북도를 정확하게 구분해야 정답으로 채점한다. 전라도, 경상도의 경우도 마찬가지다.

💬 **문항 7.** (어르신!) 우리가 있는 이곳은 무슨 시/ 군/ 구입니까?

💬 **문항 8.** (어르신!) 우리가 있는 이곳은 무슨 면/ 읍/ 동입니까?

💬 **문항 9.** (어르신!) 우리가 지금 이 건물의 몇 층에 있습니까?

지금 현재 있는 건물의 몇 층인지 정확하게 답한 경우만 정답으로 인정한다. 두 개를 답한 경우엔 하나만 답하도록 지시한다. '단층'이라고 답한 경우, "정확히 몇 층이지요?" 되물어 '1층'이라고 정확히 답한 경우만 정답이다. '응, 우리 집은 2층'이라고 답한 경우는 점수가 없다. '아까 엘리베이터 타고 왔잖아…. 3층.' 이럴 경우에도 점수가 없다.

💬 **문항 10.** (어르신!) 이 장소의 이름이 무엇입니까?

피검자가 답변을 못 할 경우, "괜찮아요, 다음 질문을 드릴게요.", "나중에 생각나면 말씀해 주세요."라며 자연스럽게 넘어간다. 또, 피검자가 "아까 요일을 잘못 말했는데…. 여기 장소가 OOO인데…" 등의 지난 질문에 대해 자꾸 이야기할 경우, "어르신, 괜찮아요. 한두 질문으로 평가하는 것은 아니니 지난 질문에 신경쓰지 마시고 지금 질문에 답해주세요."라고 격려하며 현재 진행되는 질문에 집중하도록 돕는다.

장소에 대한 이름은 정확한 이름이 아니더라도 통상적으로 허용되는 이름이면 정답이다. 병원, 보건소, 마을회관 식으로는 안 되고, OO 병원, OOO 노인정, OO 어르신마실방 등으로 기관의 앞의 이름을 구체적으로 답변할 때, 정답으로 간주한다.

기억등록: 문항 11번

💬 문항 11. 방금 들으신 3가지 물건 이름을 모두 말씀해 보세요.

"(어르신!) 제가 세 가지 물건 이름을 말씀해드릴 거예요. 끝까지 잘 들으신 다음 제게 말씀해 주세요. 그리고 몇 분 후에는 다시 그 세 가지 물건 이름을 물어볼 테니까 그때 기억하셨다가 다시 말씀해 주세요. '나무, 자동차, 모자' 이제 어르신께서 방금 들으신 세 가지 물건의 이름을 모두 말씀해 보세요."

피검자가 잘 못한다고 해서 한 가지 물건씩 따라 말하게 해서는 안 된다. 반드시 세 가지 물건의 이름을 끝까지 듣고 따라 하도록 지시해야 한다. 지연회상 과제를 위해 세 물건의 이름을 따라 말하지 못했을 경우, 총 3회까지 반복해서 들려줄 수 있다. 두 번째에서 따라 했다면 멈춘다. 세 번째에서도 못 따라 할 경우, 더 반복하지 않는다.

채점 방법은 피검자가 첫 번째 시도에서 따라 했을 경우, 단어별로 1점씩 계산하여 총 3점을 준다. 두 번째 반복, 세 번째 반복 시에는 따라 한 단어가 많더라도 점수는 없다. 첫 번째 시도에서 '자동차, 모자, 컵'이라고 했다면 컵은 틀렸으므로 맞은 두 단어에 1점씩 총 2점을 준다. 들은 단어를 따라 말해야 하므로 외국인이더라도 한국어로 대답한 경우만 정답 처리한다.

주의 집중력: 문항 12번

가장 까다로운 문항이니 특별한 주의가 필요하다.

💬 **문항 12.** (어르신!) 100에서 7을 빼면 얼마가 됩니까?

이번 문항에서는 답이 틀렸다는 표현은 하지 않는다. 피검자가 '83'이라고 했을 경우, "83에서 7을 빼면 얼마지요?"라는 식으로 앞의 숫자는 이야기하지 않는다. 피검자가 "내가 아까 뭐라고 했지? 몇이라고 대답했지?"라는 물음에 절대로 답해주지 말아야 한다. 피검자가 틀린 답을 했어도 마치 맞는 답인 양 표정을 지으며 "거기서 또 7을 빼면 얼마가 됩니까?"라고 자연스럽게 질문한다. 간혹 피검자가 손가락이나 바닥에 써가며 계산하려고 하면 머릿속으로만 계산하도록 부탁한다. 피검자가 어려워 못하겠다고 검사를 거부하면, 약 1분 정도 지체하며 피검자를 다독인다. 이것은 다음 과제인 지연기억검사를 진행하기 위함이다. 그래서 피검자가 못하겠다고 하면 같이 하면 된다고 격려한다. 예를 들어 못하겠다고 하면 "네 맞아요. 힘드시죠? 그러면 20에서 1까지 거꾸로 한번 말씀해 보시겠어요?" 피검자가 무학이거나 글을 모르는 경우에는 풀어서 설명한다. "큰 통에 사과가 백 개가 들어 있습니다. 거기서 일곱 개를 꺼내면 통에 몇 개가 남아 있을까요?", "자 그러면 거기서 또 일곱 개를 꺼내면 이번에는 몇 개가 남았을까요?"라며 문제를 풀어 설명해줄 수 있다.

"(어르신) 이번에는 계산해볼게요. 100에서 7을 빼면 얼마나 됩니까? 거기에서 또 7을 빼면 얼마가 될까요? 또 거기에서 7을 빼면 얼마가 될까요? 또 거기에서 7을 빼면 얼마가 될까요? 또 거기에서 또 7을 빼면 얼마가 될까요?"

다섯 차례 질문한다. 아래 예와 같이 각 질문에 독립적으로 채점 맞은 곳에 1점씩 총 5점을 준다.

7	7	7	7	7
☞	☞	☞	☞	☞
(100) 93, 86, 79, 72, 65라고 대답하면 5점					

7	8	7	7	8
☞	☞	☞	☞	☞
(100) 93, 85, 78, 71, 63이라고 대답하면 3점				

기억회상: 문항 13번

💬 **문항 13.** 기억하라고 말씀드렸던 세 가지 물건의 이름이 무엇인지 말씀하여 주십시오.

"(어르신!) 아까 제가 기억하고 있으라고 했던 물건들 세 가지 불러드

렸지요? 그 세 가지 물건의 이름을 말씀해 주시겠어요?"

힌트는 주지 않는다. 일부 어르신들은 "생각이 안 난다."고 답변한다. 이때는 "차분히 한번 생각해 보세요. 세 가지 모두 생각나지 않아도 괜찮습니다."라며 위로하고 "하나라도 생각나는 것 있으면 말씀해 보세요." 격려하며 다시 기다린다.

채점 방법은 성공한 단어 수로 채점한다. 세 가지 모두 기억하여 답을 하면 3점을 준다. '책상, 필통, 연필'로 다 틀리면 영점으로 처리한다. 피검자가 '뭘 말했는지 생각이 안 나!' 그래도 영점이다.

이름 대기: 문항 14번

어르신들이 쉽게 알아볼 수 있는 일반적인 연필과 손목시계를 준비해둔다.

💬 **문항14.** (먼저 시계를 보여 주며) (어르신) 이것을 무엇이라 합니까? (연필을 보여 주며) (어르신) 이것을 무엇이라 하지요?

채점 방법은 연필을 다른 사투리 명칭으로 쓰는 경우도 있으니 보호자에게 확인해야 한다. 혹은 사투리 사전을 통해 확인한다.

- 연필 = 목필, 펜슬, 엔삐쯔, 가름다시(함경도 사투리) = 정답으로 간주함
- 시계= 손목시계, 도께이(일어), 와치(영어)= 정답으로 간주
  벽시계, 클락(영어), 탁상시계라고 답할 경우는 오답으로 영점 처리

언어능력 검사=따라 말하기: 문항 15번

💬 문항 15. (어르신) 제가 하는 말을 끝까지 듣고 따라 해보십시오.

(어르신!) 한 번만 말씀드려야 하니까 잘 듣고 따라 해보세요.
(피검자가 집중할 수 있도록 주의를 환기시킨다. 읽어줄 때 지나치게 천천히 읽어 주거나, 노래하듯 운율을 만들어 읽어 주거나, 두세 글자씩 잘라 묶어 읽어주어서는 안 됨.)

"간장공장공장장"

피검자가 잘 듣지 못했다고 다시 요청해도 반복해서 들려주면 안 되며 들은 것만으로 최대한 따라 하라고 지시해야 한다. 그리고 글자 하나만 틀리더라도 점수를 주지 않는다. 피검자가 강력히 다시 한 번 불러달라고 하면, 맘 상하지 않도록 다시 반복은 해 주되 점수에 반영하지는 않는다.

실행능력: 문항 16번

명령수행능력 평가문항이다.

> 💬 **문항 16.** (어르신) 제가 말씀드리는 대로 해보세요. 한 번밖에 말씀 안 드리니까 잘 들으시고 그대로 하셔야 해요. 제가 종이 한 장을 드릴 테니까 드리면 그 종이를 오른손으로 받아서/ 반으로 접은 다음/ 무릎 위에 올려놓으세요.

이번부터는 지시를 한 번만 하고 반복하지 않을 터이니 정신 바짝 차리시고 집중해서 잘 들으시고 그대로 해달라고 수검자에게 주의를 환기시킨다. 이때 옆에서 절대 도와주어서는 안 된다. 지시할 때는 '오른손', '반', '무릎'을 강조하여 강세를 주어 말한다. 피검자의 오른손을 보지 않고 말해야 한다. 지시문을 모두 말한 다음 피검자에게 종이를 건넨다. 종이를 건네줄 때는 책상 위에 올려놓지 말고 한 손으로 건네준다(그래야 피검자가 자연스레 한 손으로 받을 수 있기 때문이다). 피검자가 뇌졸중 등으로 오른손을 사용할 수 없는 경우, 지시를 왼손으로 바꾸어 질문할 수 있다. 원칙적으로 지시를 반복할 수 없으나 피검자와의 라포(공감대) 형성을 위해 반복할 수 있다. 이때는 채점에 들어가지 않는다.

채점 방법은 3단계로 이루어진 단계마다 수행하면 1점씩 주어 총 3점이 배점된다.

1단계: 오른손으로 받아야 하며, 양손으로 받으면 오답이다.

2단계: 가로 혹은 세로 방향으로 한 번 접어야 하며, 반을 정확하게 접어야 하나 절반에 근접하여 접었다면 정답으로 처리한다. 그러나 대각선으로 접거나, 모퉁이만 접는 경우는 오답 처리한다. 또 한 번만 접으라는 지시를 무시하고 계속 접는다면 오답 처리한다. 아예 접지 않아도 영점 처리한다.

3단계: 무릎 위에 올려놓아야 하며, 배 앞에 엉거주춤 들고 있으면 오답 처리한다.

시공간구성능력: 문항 17번

💬 문항17. 이 그림을 아래 빈 곳에 그대로 그려보십시오

"(어르신!) 여기에 오각형이 겹쳐져 있는 그림이 있어요. 이 그림을 아래 빈 곳에 그대로 그려 보세요."

피검자가 못 그린다고 하면, 다시 한 번 격려해 그려보라고 한다. 그래도 못 그린다고 하면 영점 처리하고 다음 문항으로 넘어간다. 피검자가 스스로 재시도해 그림을 그려내면 정답으로 인정한다. 혹 피검자가 "오각형이 겹쳐져 있어? 나 그거 무슨 말인지 모르겠는데…" 그럴 경우, "아! 여기에 그냥 보이는 대로 최대한 똑같이 그려 보세요." 또는 "어려울 수 있으니 하실 수 있는 만큼 해보세요.", "못해도 괜찮으니 하실 수 있는 만큼 해주세요." 등의 말로 격려하며 진행한다.

채점 기준은 다섯 개의 변을 가진 2개의 도형이 사각형을 이루며 겹쳐져 있어야 한다. 정확한 각이 이루어지지 않더라도 변이 5개가 있으면 정답 처리한다. 각 변 사이는 최대 0.3cm까지 허용하나, 그 이상 벌어져 연결되지 않으면 오답. 특히, 두 오각형의 겹쳐진 부분이 사각형이어야 하며 3각형으로 되면 오답이다. 두 도형이 모두 오각형이어야 정답이다. 그리고 오각형의 모서리가 모두 연결되어 있어야 한다.

판단 및 추상적 사고력: 문항 18~19번

문항 18. (어르신!) 옷은 왜 빨아서 입습니까?

"옷을 왜 빨아서 입나요?"라는 '왜'라는 질문에 채점 방법은 위생과 청결 관련 대답이 정답이다. 예를 들면

'더러우니까.', '깨끗하게 입으려고.' 등의 대답이 정답이다. '그래야 점잖아 보이지.' '그래야 예뻐 보이잖아.' '옷을 빨아 놔야 입지.' 등은 오답이다.

💬 **문항19.** "티끌 모아 태산"은 무슨 뜻입니까?

"어르신! 티끌 모아 태산"은 무슨 뜻이에요?"

채점 방법은 절약, 절약 관련 대답이 정답이다. 예를 들면 '아껴야 한다는 거야.', '작은 것이라도 모이면 큰 것이 된다.', '조그만 것이 모여 크게 된다.' 등이 정답이다. '재산 모으는 것…. 부자 되라는 것 아냐?'는 오답이다. 피검자가 난청이 있을 때, 종이에 문제를 써서 보여주고 의미를 물어볼 수 있다. 피검자가 정답을 알고 있다면 정답으로 채점한다.

(3) 판정 기준

총점은 성별, 연령, 교육 연수에 따라 아래와 같이 적용하는 기준이 다르다.

〈표 4-3〉 치매 선별검사 결과 판정 기준

연 령	성별	교육연수(교육 정도)			
		0~3년	4~6년(초졸)	7~12년(중~고졸)	13년(대학 이상)
60~69세	남	20점	24점	25점	26점
	여	19점	23점	25점	26점
70~74세	남	21점	23점	25점	26점
	여	18점	21점	25점	26점
75~79세	남	20점	22점	25점	25점
	여	17점	21점	24점	26점

80세 이상	남	18점	22점	24점	25점
	여	16점	20점	24점	25점

총점이 기준을 초과할 때는 인지적 정상으로 판정하며, 기준 점수 이하 시에는 인지 저하로 평가한다. 인지 저하로 판정될 경우에는 정밀한 검사를 위하여 병원, 의원 등에 검사하도록 안내하는 것이 좋다.

(4) 치매 선별 검사(MMSE-DS) 결과 안내 멘트

치매 선별 검사 결과는 인지적 정상과 인지 기능 저하로 나눈다. 인지적 정상은 인지 기능이 비교적 잘 유지되고 있어 현재 치매 가능성이 낮음을 보여준다. 1년에 한 번씩 정기검사 받을 것을 권유한다. "인지 기능이 잘 유지되고 계시네요. 그런데 현재 점수가 정상적이라고 해서 앞으로 치매에 걸리지 않는 것은 아니거든요. 그래서 1년에 한 번씩 정기적으로 저희 연구소에서 상담사들이 봉사 활동하러 왔을 때, 오늘과 같은 검사를 받아보시는 것이 좋습니다."

반면, 인지 기능 저하로 결과가 나왔다고 반드시 치매라고 할 수 없다. 이 결과는 동일한 연령, 성별, 교육수준 집단과 비교했을 때 인지 기능 수준이 저하되어 있다는 의미일 뿐이다. 피검 당시 건강이나 우울증, 컨디션 등이 다양한 영향을 주었을 수도 있다. 따라서 추가적인 정밀 검사 등을 통해서 치매 여부 및 원인을 확인하도록 안내가 필요하다. 만약 피검자의 소득이 전국 가구 평균소득의 100% 이하에 해당한다면 진단협약 병원에서 진단검사 비용, 감별검사 비용을 지원받을 수 있다.

인지 기능 저하의 경우 이렇게 말씀드린다.

"어르신! 인지 기능이 다른 분에 비해서 좀 낮게 나오셨어요. 그런데 점수가 낮다고 해서 반드시 치매가 있다는 것을 뜻하는 것은 아니거든요. 인지 기능은 우울증이나 건강이나 잠을 못 자는 불면 등으로 인해서, 또 다양한 원인에 의해서 낮아질 수 있어요. 인지 기능이 낮아진 원인에 대하여 정밀 검사를 받아보셨으면 좋겠어요. 저희 연구소에서 보건소에 있는 치매 안심센터를 통해 정밀검사를 받아보실 수 있는 협력 병원을 소개드릴 수도 있고, 또 본인이 원하시는 병원에서 정밀검사를 받아 보실 수도 있으세요."

점수가 낮게 나왔을 경우에 맘 편히 차후 검사를 받아 보실 수 있도록 안내해 드리고, 점수가 정상 기준보다 높게 나온 경우에는 1년에 한 번씩 정기 검사를 받는 것이 좋다는 조언을 잊지 않고 꼭 해준다.

* 출처: 유튜브에서
(중앙치매센터, 치매 선별용 간이정신상태검사(MMSE-DS) 안내 동영상 참조)

치매 선별용 한국형 간이 정신 상태검사(MMSE-DS)

성 명		출생 연도		성 별	남/여	교육 연수	년
검사일	년 월 일	총 점		판 정		정 상 / 저 하	

1. 올해는 몇 년도입니까?	0 1
2. 지금은 무슨 계절입니까?	0 1
3. 오늘은 며칠입니까?	0 1
4. 오늘은 무슨 요일입니까?	0 1
5. 지금은 몇 월입니까?	0 1
6. 우리가 있는 이곳은 무슨 도/ 특별시/ 광역시입니까?	0 1
7. 여기는 무슨 시/ 군/ 구입니까?	0 1
8. 여기는 무슨 구/ 동/ 읍/ 면입니까?	0 1
9. 우리는 지금 이 건물의 몇 층에 있습니까?	0 1
10. 이 장소의 이름이 무엇입니까?	0 1
11. 제가 세 가지 물건의 이름을 말씀드리겠습니다. 끝까지 다 들으신 다음에 세 가지 물건의 이름을 모두 말씀해 보십시오. 그리고 몇 분 후에는 그 세 가지 이름들을 다시 물어볼 것이니 들으신 물건의 이름을 잘 기억하고 계십시오. 　　　　나무　　자동차　　모자 이제 어르신께서 방금 들으신 3가지 물건 이름을 모두 말씀해 보세요.	0 1 0 1 0 1
12. 100에서 7을 빼면 얼마가 됩니까? 　　거기에서 7을 빼면 얼마가 됩니까? 　　거기에서 7을 빼면 얼마가 됩니까? 　　거기에서 7을 빼면 얼마가 됩니까? 　　거기에서 7을 빼면 얼마가 됩니까?	0 1 0 1 0 1 0 1 0 1
13. 조금 전에 제가 기억하라고 말씀드렸던 세 가지 물건의 이름은 무엇인지 말씀해주십시오.	0 1 0 1 0 1

14. (실제 시계를 보여주며) 이것을 무엇이라고 합니까? 　　(실제 볼펜이나 연필을 보여주며) 이것을 무엇이라고 합니까?	0　1 0　1
15. 제가 하는 말을 끝까지 듣고 따라 해보십시오. 한 번만 말씀드릴 것이니 잘 들으시고 따라 하십시오. 	 0　1
16. 지금부터 제가 말씀드리는 대로 해보십시오. 한 번만 말씀드릴 것이니 잘 끝까지 들으시고 그대로 해 보십시오. 제가 종이를 한 장 드릴 것입니다. 그러면 그 종이를 오른손으로 받아, 반으로 접은 다음, 무릎 위에 올려놓으십시오. 	 0　1 0　1 0　1
17. (겹친 오각형 그림을 가리키며) 여기에 오각형이 겹쳐져 있는 그림이 있습니다. 이 그림을 아래 빈 곳에 그대로 그려보십시오.	0　1
18. 옷은 왜 빨아서 입습니까? 19. "티끌 모아 태산"은 무슨 뜻입니까?	0　1 0　1
총 점	/ 30
상담사 이름:　　　　　　　　내담자 이름: 상담사 전화번호:　　　　　　내담자전화번호: 기타 의견:　　　　　　　　　내담자 주소:	

치매 선별용 한국형 간이 정신 상태검사(MMSE-DS) 정답지

성 명		출생 연도		성 별	남/여	교육 연수	년
검사일	년 월 일	총 점		판 정		정 상 / 저 하	

1. 올해는 몇 년도입니까? 2. 지금은 무슨 계절입니까? 3. 오늘은 며칠입니까? 4. 오늘은 무슨 요일입니까? 5. 지금은 몇 월입니까?	0 1 0 1 0 1 0 1 0 1
6. 우리가 있는 이곳은 무슨 도/ 특별시/ 광역시입니까? 7. 여기는 무슨 시/ 군/ 구입니까? 8. 여기는 무슨 구/ 동/ 읍/ 면입니까? 9. 우리는 지금 이 건물의 몇 층에 있습니까? 10. 이 장소의 이름이 무엇입니까?	0 1 0 1 0 1 0 1 0 1
11. 제가 세 가지 물건의 이름을 말씀드리겠습니다. 끝까지 다 들으신 다음에 세 가지 물건의 이름을 모두 말씀해 보십시오. 그리고 몇 분 후에는 그 세 가지 이름들을 다시 물어볼 것이니 들으신 물건의 이름을 잘 기억하고 계십시오. 　　　　　나무　자동차　모자 이제 어르신께서 방금 들으신 3가지 물건 이름을 모두 말씀해 보세요. 　　　　　나무　자동차　모자	 0 1 0 1 0 1
12. 100에서 7을 빼면 얼마가 됩니까?　　93 　　거기에서 7을 빼면 얼마가 됩니까?　　86 　　거기에서 7을 빼면 얼마가 됩니까?　　79 　　거기에서 7을 빼면 얼마가 됩니까?　　72 　　거기에서 7을 빼면 얼마가 됩니까?　　65	0 1 0 1 0 1 0 1 0 1

13. 조금 전에 제가 기억하라고 말씀드렸던 세 가지 물건의 이름은 무엇인지 말씀해 주십시오. 　　　　　나무　자동차　모자	0　1 0　1 0　1
14. (실제 시계를 보여주며) 이것을 무엇이라고 합니까? 　　(실제 볼펜이나 연필을 보여주며) 이것을 무엇이라고 합니까?	0　1 0　1
15. 제가 하는 말을 끝까지 듣고 따라해 보십시오. 한 번만 말씀드릴 것이니 잘 들으시고 따라 하십시오. 　　　　　　　　간장공장공장장	0　1
16. 지금부터 제가 말씀드리는 대로 해 보십시오. 한 번만 말씀드릴 것이니 잘 끝까지 들으시고 그대로 해 보십시오. 제가 종이를 한 장 드릴 것입니다. 그러면 그 종이를 오른손으로 받아, 반으로 접은 다음, 무릎 위에 올려놓으십시오. 　　오른손으로 받는다 / 반으로 접는다 / 무릎 위에 놓는다	0　1 0　1 0　1
17. (겹친 오각형 그림을 가리키며) 여기에 오각형이 겹쳐져 있는 그림이 있습니다. 이 그림을 옆 빈 곳에 그대로 그려보십시오.	0　1
18. 옷은 왜 빨아서 입습니까? 19. "티끌 모아 태산"은 무슨 뜻입니까?	0　1 0　1
총　점	/30

상담사 이름:　　　　　　　내담자 이름:
상담사 전화번호:　　　　　　내담자전화번호:
기타 의견:　　　　　　　　　내담자 주소:

🔍 제5장에서는 치매를 치료하는 방법들에 대해서 소개한다. 먼저 의료진이 하는 약물치료를 설명한다. 또 비약물치료인 인지 요법과 심리치료에 대해 설명한다. 이어서 치매 예방과 치료에 도움되는 음식과 생활습관을 안내한다.

PART 5

치매 치료방법들

1. 약물치료

약물치료는 중요한 치매 치료이다. 치매가 발생했을 때 가장 눈에 띄는 증상은 인지 기능 장애(기억 장애, 실어증, 실행증, 실인증, 실행기능장애)이다. 약물치료로 인지 기능을 완전히 회복시킬 수는 없지만, 증상을 완화시키고, 더 진행되지 않도록 억제시킬 수는 있다.

치매 어르신을 돌볼 때, 인지 기능 장애의 진행을 막는 것은 굉장히 중요하다. 증상이 악화되지 않는다면 용기를 잃지 않고 오랫동안 치매와 싸워나갈 수 있기 때문이다. 약물치료를 병행한다면 치매의 속도를 줄일 수 있고 치매에 나타나는 장애 증상들도 멈추게 할 수 있거나, 많이 완화할 수 있다(일본인지증케어학회, 2018).

(1) 알츠하이머병의 약물치료

치매 환자의 약 70%가 되는 알츠하이머의병의 약물치료에는 몇 가지가 사용된다.

1) 아세틸콜린 분해효소 억제제(아세틸콜린 에스테라아제 억제제)
치매를 일으키는 원인질환 중 대부분은 알츠하이머병이다. 알츠하이머 환자의 뇌 속을 살펴보면, 아세틸콜린(신경전달물질의 일종)을 분비하는 신경 세포에 장애가 생겼거나, 세포가 죽어서 아세틸콜린이 감소하고 있다는 것을 알 수 있다. 이 아세틸콜린의 분해를 억제하는 아세틸콜린 에스테라제 억제제가 개발되었다(일본인지증케어학회, 2018).

    가) 도네피질 제제인 아리셉트(1995년 미국식품의약청 두 번째 허가)   : 하루 한 번 복용.

    나) 리바스키그민을 주성분으로 하는 엑셀론(2000년 미국식약청 세 번째 허가)
        : 기억력과 인지 기능과 관계된 해마와 대뇌 신피질에 선택적으로 적용.

    다) 갈란타민 주성분의 레미닐(2001년 미 식약청 허가)
        : 스위스 지방에서 자생하는 설강화(Galanthus nivalis)라는 수선화과 식물에서 추출한 생약성분으로 치매약을 개발함. 최근 혈관성 치매나 혼합형 치매 환자에게 사용하니 기억력, 지남력, 언어능력이 비교적 유지되었다고 보고됨.

2) NMDA 수용체 길항제-메만틴

알츠하이머병에서는 글루탐산염이 과량 분비되어 안정기에도 항상 NMDA 수용체의 칼슘 이동통로가 열려 세포 내로 칼슘이 과량 유입된다고 알려져 있다. 이것이 신경 세포의 손상을 일으켜 알츠하이머병을 포함한 신경계 퇴행성 질환을 일으키는 병인에 관계한다. 메만

틴은 NMDA 수용체 중앙에 위치한 칼슘 이동 통로에서 친화력이 낮은 길항제로 작용하면서 신경 세포 안으로 과도하게 칼슘이 유입되는 것을 차단시켜 신경 세포의 손상을 막아 준다.

3) 글루탐산염 과잉자극 억제제: 니멘다(2003년 미 식약청 인가)

중증 알츠하이머병 치료제.

4) 비타민 E와 셀레질린:

황산화제로서 자유 라디칼(free radical)이라고 부르는 독성물질에 의하여 뇌세포가 파괴되는 것을 막아주는 역할을 한다. 알츠하이머병에 초기 며칠은 효과를 보이고 나중에는 효과가 떨어진다는 연구결과도 있다.

5) 비스테로이드성 항소염제:

비스테로이드성 항소염제를 규칙적으로 복용하고 있는 관절염 환자는 통증 치료로 타이레놀을 복용하거나 아니면 이러한 약재를 복용하고 있지 않은 환자에 비하여 알츠하이머병의 발병률이 낮은 것으로 알려졌다. 따라서, 비스테로이드성 항소염제는 알츠하이머병 예방과 치료에 도움이 된다.

(2) 혈관성 치매의 약물치료

혈관성 치매는 주로 피와 혈관에 의해서 생기는 치매이다. 따라서 기존 알츠하이머병에 쓰던 아세틸콜린 에스테라아제 억제제와 NMDA 수용체 길항제-메만틴 등을 적절하게 사용하면서 피와 혈관에 대한 약물을 병행하여 사용한다.

- **혈소판 응집억제제:** 혈소판이 응집하면 피가 원활하게 흐르지 못하고 엉겨서 핏줄이 터질 수가 있다. 그 결과로 심장마비, 뇌출혈, 뇌경색, 신부전(신장기능에 장애가 있는 상태) 등이 일어날 수 있어서, 특히 치매와 관련된 뇌졸중 재발을 막기 위해 투약한다.
- **혈류순환 개선제:** 피를 묽게 해서 피 순환이 잘되도록 돕는다.
- **뇌 기능 개선제:** 뇌의 기능을 개선하여 치매 진행을 막아주는 약이다.
- **항응고제:** 뇌졸중의 재발을 방지하기 위해 사용하는 약으로 혈액 응고를 억제한다. 심장이나 목 부위의 큰 혈관에서 생긴 혈전이 떨어져 나와 혈관이 막히는 색전증에 주로 사용한다. 항응고제는 혈전의 생성을 막는 효과가 강하나 출혈의 위험성이 있어 75세 이상의 환자에게는 잘 사용하지 않는다. 적어도 한 달에 한 번 혈액 응고제 효과를 확인하기 위하여 피검사를 받아야 하는 번거로움도 있다.

2. 비약물치료

알츠하이머병을 포함하는 치매 환자에게서는 많은 신경 세포가 죽어 없어졌고, 또 죽어가기 때문에 약물요법 이외에는 특별한 치료법이 없을 것으로 생각한다. 그러나 실제로 환자를 돌보는 분들의 간병 경험을 토대로 한 다양한 비약물적 치료법이 개발되어 상당한 효과를 거두고 있다.

물론 알츠하이머병 환자에게 나타나는 기억력 감퇴, 언어장애, 지남력 상실, 그리고 계산의 혼란과 같은 인지 기능 장애가 중요한 증상이다. 그렇지만 그 밖에도 우울증, 과대망상, 공격적 행동과 같은 비인지 기능의 장애와 관련된 증상도 많다. 여기서 소개하는 여러 가지 비약물적 치료 방법은 인지 기능 장애뿐만 아니라 비인지 기능 장애, 정신 행동 증상도 어느 정도 호전할 수 있고, 환자가 자신감을 갖게 하는 장점이 있다.

비약물치료 방법에는 크게 인지 요법과 심리치료 방법이 있다.

(1) 인지 요법(인지 향상 활동지 책자)

인지 요법은 신체적 기능, 심리적 기능, 사회적 기능과 밀접한 관련이 있다. 기억력, 집중력, 언어능력, 지남력, 시공간 구별능력, 판단력, 계산능력 등의 인지 기능을 유지하거나 향상시키기 위한 인지훈련 활동이다.

인지 요법은 상투적인 공부, 교육만을 말하는 것이 아니다. 그렇다고 한다면 공부 많이 한 전문직들이 치매에 걸리지 않아야 하는데 그렇지 않다. 전문직들도 새로운 도전 없이 사는 사람은 치매에 걸린다. 오히려 열심히 육체 노동하는 청소하는 분들, 농사짓는 분들이 더 치매에 걸리지 않는 경우가 많다고 한다. 따라서 신체와 정신을 활성화하는 삶의 교육, 즉 운동이 포함되면서 뇌의 활동을 자극하는 여행, 취미활동 등을 포함하는 인지 요법이 필요하다. 실제로 인지 요법으로 뇌에 다양한 운동을 한 사람은 단순하게 TV를 보면서 시간을 보내는 사람보다 훨씬 정신적으로 건강하고 활력 있게 생활한다는 연구 보고도 있다. 최근에는 새로운 일에 도전하며 인지기능을 높이는 방법으로 외국어 배우기, 악기 배우기 등이 효과가 있는 것으로 알려지고 있다(한설희, 2018).

인지 요법 커리큘럼

1) 언어활동영역: 보고 쓰고 따라 읽기, 시조 따라 하기, 스피드 게임, 노래 자랑, 스토리텔링, 재미있는 발음연습, 억양연습
2) 조작 영역: 젬블로 놀이, 쉐입스업 놀이, 목각 쌓기, 블록 놀이, 퍼즐 만들기, 톨 페인팅 활동, 도자기 만들기, 바느질하기, 가

베놀이, 뽕뽕이 양 만들기

3) 신체활동영역: 요가 활동, 기체조 활동, 주사위 놀이, 밴드 놀이, 돌다리 건너기, 한쪽 발 들고 서 있기, 폐활량 증진활동, 풍선 놀이, 청기 백기, 난타 활동, 뽁뽁이 놀이, 볼링게임

4) 일상생활영역: 음식재료 만들기, 빨래 개기, 세 가지 이상 콩 고르기, 텃밭 가꾸기, 밀가루 음식 만들기, 얼굴 마사지, 동전 고르기, 젓가락으로 과자 옮기기, 달력 만들기

5) 회상영역: 가족 그리기, 관혼상제 그림 보고 이야기하기, 이사하는 날 이야기하기, 콜라주 만들기, 자서전 만들기, 옛날 물건 보고 이야기하기, 천연염색하기, 한지공예활동

6) 사회적응영역: 역전 다방, 시장 놀이, 지역민과 함께, 분리수거 하기

출처: 이금자 외, 『치매 예방을 위한 인지·의사 소통놀이』, 서울: 학지사, 2018

이러한 방법들 등등으로 운동과 함께하는 인지 요법 프로그램들을 사용하면 인지 기능과 우울증에 상당한 효과가 있는 것으로 나타난다.

(2) 심리치료

심리학적 전문가가 다양한 심리적인 고통과 부적응을 경험하고 있는 내담자(환자)를 만나 생각, 감정, 행동, 대인관계에 대한 것들을 상

호협력하며 함께 해결해나가는 것이 심리치료 과정이다. 치매를 예방하기 위해, 또는 치매 환자를 치료하기 위해 심리 상담 치료를 활용하면 효과가 좋은 것으로 나타났다.

특히 미술, 음악, 요리 같은 매체를 이용한 심리 치료에서는 환자와 상담자 간의 관계를 통하여 뇌의 기능을 유지하며, 인지 기능을 높이는 데 효과가 높다.

심리치료의 종류에는 각 분야의 심리치료 전문가들과 함께하는 미술치료, 음악치료, 웃음치료, 원예를 통한 치료, 요리를 통한 치료, 레크리에이션을 통한 치료 등이 있다. (이 책, 6장에서 자세히 다룬다.) 그 밖에 이 책에서는 다루지 못한 동물매개치료, 독서치료, 이야기 치료, 글쓰기 치료 등이 있다. 이러한 매개체를 활용한 심리치료 프로그램들은 인지 기능 향상과 우울증에 특히 효과가 있었고, 그 밖에도 다양한 효과를 볼 수 있었고, 치매 예방에 전반적으로 도움이 되는 것으로 나타난다.

3. 도움되는 음식(飮食)

치매 전문 의사들은 조언하기를 치매 예방과 치매 진행을 최대한 억제하기 위해, 치매의 원인이 되는 뇌 건강을 위해서 뇌에 좋은 음식을 먹을 것을 권한다. 식생활 습관 중에서 가장 중요한 원칙은 평소에 모든 음식을 골고루 섭취해서 몸 안에 부족한 영양소가 없도록 하는 것이다. 영양소가 부족하게 되면 뇌의 활동에 중요한 역할을 하는 효소들을 충분하게 만들지 못하기 때문이다. 이런 원칙하에서 뇌 속 혈액 순환을 돕고, 뇌세포에 필요한 음식, 뇌세포 손상을 막는 음식으로 식생활을 할 것을 권한다. 이러한 식생활로 치매 예방과 치료 효과를 볼 수 있기 때문이다. 다음은 치매 예방에 좋은 음식이다.

(1) 혈관을 깨끗하게 하는 항산화 작용을 하는 '폴리페놀'이 많이 들어 있는 식품을 섭취한다. 또한, 혈액 순환에 도움을 주는 '다가(多價) 불포화지방산'이 다량 들어있는 식품을 섭취한다.

혈관을 깨끗하게 하는 '폴리페놀'이 들어 있는 식품은 차, 포도, 포도주, 올리브유, 코코아, 견과류, 과일, 야채 등이다. 또한, 혈액 순환에 도움을 주는 '다가 불포화지방산'이 다량 함유된 식품은 등 푸른 생선, 옥수수, 콩, 해바라기 씨, 호박 등이다. 견과류를 하루에 어떻게 얼마나 먹어야 할까? 호두는 7~9개, 땅콩은 25알, 잣은 10알 이하 등등이다. 치매 전문지인 『알츠하이머병 저널 (2009년 12월호)』에 보면 특정식품에 함유된 항산화 물질인 '폴리페놀'과 '다가 불포화지방산'이 새로운 신경 세포를 만드는 뇌의 줄기세포 생성을 촉진한다는 결과가 나왔다(박주홍, 2017).

(2) 단백질을 골고루 섭취한다

단백질은 혈관을 젊게 유지하도록 하여 뇌세포를 활성화하기 위해 필수적인 영양소다. 치매 예방을 위해 동물성 단백질과 함께 콩류, 쌀, 매실 등의 식물성 단백질도 골고루 섭취하도록 한다.

(3) 비타민을 충분히 섭취한다

비타민 B2가 풍부한 호도, 땅콩, 잣 등의 견과류, 흰 콩 등의 콩류와 비타민 B1이 많이 들어 있는 현미를 먹는다. 이것들은 기억력의 감퇴를 예방하고 뇌의 대사를 원활하게 해준다. 혈관을 젊게 유지하는 효과가 있는 비타민 E가 많이 함유된 식품인 고등어, 꽁치, 대구 알 젓, 뱀장어, 식물성유, 콩, 참기름 등도 즐겨 먹도록 한다. 또한, 녹

차에 있는 비타민 C는 혈액 내의 콜레스테롤의 수치를 떨어뜨리는 역할을 한다. 특히, B12는 인간의 정상발육에 꼭 필요하며 결핍되면 기억력을 퇴화시킨다. 식물이나 효모 이외의 생물에 널리 분포하고 소간, 난황, 어육 중에 많이 함유되어 있다. 일상의 식사로 충분히 B12가 결핍되는 법이 없으니 섭취에 특별히 신경을 쓸 일은 없다.

(4) '레시틴(세포막, 소포제, 미토콘드리아처럼 생체막의 주 구성성분인 인지질의 일종)'이 들어있는 음식을 먹는다.

'레시틴'은 뇌의 활동을 유지하게 하는 신경전달물질의 원료가 된다. 달걀 노른자, 소의 간, 흰 콩, 푸른 콩 등에 많이 들어 있다.

(5) 혈전(혈액덩어리-피떡)을 막아 주는 식품을 먹는다

꽁치, 전갱이, 정어리에서는 DHA와 EPA가 많이 들어 있다. 이들 성분은 혈액 속의 콜레스테롤 수치를 떨어뜨리고 혈액 순환을 방해하는 물질인 혈전의 발생을 억제해준다. 양파도 혈전 방지 식품으로 크게 도움이 되니 생으로 즐겨 먹도록 한다.

(6) 저지방 우유, 요구르트 등을 먹어서 충분한 칼슘을 섭취한다

칼슘은 불안을 진정시키며 뇌의 흥분을 억제하는 작용을 한다. 우유를 매일 2회 정도 마시고 멸치, 생선, 해조류, 콩류 등 칼슘이 풍부한 음식을 충분히 먹도록 한다.

(7) 음식을 싱겁게 먹는 습관을 들인다

평소에 싱겁게 먹는 것이 혈관성 치매, 중풍, 고혈압 예방에 매우 중요하다. 한국인의 염분 섭취량은 서양인의 2배 정도이므로 싱겁게 먹기를 작정해야 한다.

하버드 대학교 의과대학에서 권하는 뇌와 관련된 음식

- **먹어야 할 음식:** 과일, 채소, 정제하지 않은 곡물류, 견과류와 생선의 섭취를 늘려라. 이러한 음식은 심장병, 중풍(뇌졸중)과 당뇨병의 발생 위험을 줄일 수 있다.
- **피해야 할 음식:** 붉은 색깔의 고기, 전유(whole milk)와 전유로 만든 다른 유제품, 그리고 가공 및 포장 식품의 섭취를 최소화한다. 이런 음식들은 고콜레스테롤 혈증, 심장병, 그리고 중풍(뇌졸중)의 발생 위험을 높인다(박주홍, 2017).

4. 도움되는 생활 습관

치매 예방과 치료에 도움이 되기 위해서는 일상생활이 중요하다. 좋은 생활 습관이 몸에 배면 치매도 예방되고, 왔던 치매도 도망간다. 치매 예방과 치료에 도움되는 생활습관을 소개하면 다음과 같다.

(1) 부정적인 생각을 버리고 긍정적인 생각을 가져라. 긍정적인 생각의 힘은 강력하다. 웃음은 최고의 명약이다

만병의 근원은 부정적인 사고방식에 있다. 복합적인 스트레스는 사람들의 마음과 몸을 공격한다. 그렇게 되면 뇌에서 스트레스 호르몬이 나오고 이것은 기억의 회로에 남아 대뇌의 활성도를 떨어뜨려, 결국 기억력이 저하되어 치매의 위험도를 증가시킨다. 이런 이유로 인해 요즘은 젊은이들의 치매도 증가하고 있다. 긍정적인 생각으로 자주 웃자. 크게 웃자. 활짝 웃자.

(2) 스트레스를 바로 푼다

스트레스를 받으면 뇌에서 스트레스 호르몬인 코르티솔(cortisol)이 상승하게 된다. 코르티솔이 지속해서 상승하면 노화와 관련된 골다공증, 혈관질환, 치매를 유발한다. 특히, 강한 감정적 스트레스는 신

체적으로 흥분상태를 지속시키기 때문에 스트레스를 받지 말아야 하며, 스트레스를 받으면 바로 풀어야 한다.

스트레스를 풀기 위해서는 다음과 같은 생활지침을 실천해야 한다.

- 다른 사람들과 비교하지 말고 자신의 생활에 만족한다.
- 다른 사람들과 친하게 지내기 위해 공동체 의식을 갖는다.
- 돈이나 자식의 성공에 지나치게 집착하지 않는다.
- 모든 일에 대해서 긍정적인 사고를 갖도록 한다.
- 조그만 즐거움에도 웃음과 기쁨을 잃지 않도록 한다.
- 미움, 적개심, 분노를 갖지 않는다.
- 신앙을 가진 사람들은 기도하여 마음에 평안을 누려라(한설희, p.59).

(3) 우울증을 예방한다

어르신이 되면 할 일이 없고, 점차 소외감을 느끼면서 우울증을 겪게 된다. 우울증도 지속적인 코르티솔 수준의 상승과 관련이 있는데, 특히 자기 효능감이 낮으면 코르티솔 수준이 6배 이상 증가한다. 우울증은 일상생활에서 수행력을 감소시키고 골다공증의 위험 요소가 되며, 심혈관 질환, 인지 기능 감소로 결국에는 치매를 유발한다.

우울증을 제거하고 자아 효능감 향상을 위해 다음과 같은 지침을 지킨다.

- 즐거운 일을 찾아서 실천해본다.
- 가족과 많은 시간을 같이하며 즐거운 대화를 한다.

- 부부간에 숨김없이 대화하고 서로의 이야기를 충분히 들어주도록 노력한다.
- 가능하면 친한 사교모임에 많이 참여한다. 활발한 인간관계 조절도 중요한 치매 예방 전략이다.
- 쉽게 할 수 있는 일들을 시작하며 자존감을 키운다.
- 열심히 남을 돕는 봉사활동을 하면서 스트레스를 날려버리고, 오히려 기쁨과 보람을 느끼며 자존감을 확 높인다.

(4) 혈압을 조정한다

고혈압과 관련된 혈관성 치매가 알츠하이머 치매 다음으로 많이 발생한다. 따라서 고혈압이 되지 않도록 노력해야 하며, 고혈압이 되면 정상으로 돌아오도록 식습관과 운동을 해야 한다.

고혈압은 혈액이 동맥벽에 미치는 압력으로 140/90mmHg 이상일 경우 고혈압이라고 한다. 고혈압의 빈도는 연령의 증가에 따라 지속해서 증가해 65세 이상 인구의 경우 3분의 2 이상이 고혈압에 이환되며, 나이가 들수록 혈압 조절이 어렵다.

고혈압은 뇌혈류 장애를 초래하여 뇌졸중을 유발하고, 뇌졸중으로 인한 뇌세포의 파괴와 혈관이 좁아지면서 더욱 심화되는 뇌혈류 장애는 결국 치매에 걸릴 확률을 높인다. 고혈압을 줄이기 위한 예방지침은 다음과 같다.

- 소금이 혈압을 높이는 역할을 하므로 1일 염분섭취량을 5g(티스푼 2개)으로 줄여야 한다.

- 평소 정기적인 혈압측정을 위해 자신의 혈압을 확인하고, 혈압이 높으면 의사에게 진료를 받는다.
- 혈압을 내리기 위해 하루에 30분, 중·저 강도의 운동을 주 3회 이상 한다. 치매 예방체조를 병행하면 더욱 효과적이다.

(5) 적정 체중을 유지한다

복부 비만인 경우, 복부에 쌓여있던 지방이 녹아 뇌의 미세 혈관을 막으면서 독성물질들이 뇌세포에 직접적인 악영향을 끼쳐 혈관성 치매를 일으킨다. 여성의 경우, 중년기에 뚱뚱했던 여성이 정상체중인 여성에 비해 알츠하이머병의 발병 위험이 6배가량 더 높다고 알려진다. 체중관리 지침은 다음과 같다.

- 체중이 갑작스레 늘어나지 않도록 식습관을 관리하라.
- 복부비만이 있는 경우, 꾸준한 운동으로 살을 빼야 한다.
- 체중을 줄이기 위해 규칙적이고 균형 잡힌 식사를 해야 한다.

(6) 알코올 섭취를 최대한 줄인다

(7) 콜레스테롤을 줄인다

콜레스테롤이 많아지면 동맥경화를 일으켜 혈류의 흐름을 방해하고, 특히 뇌로 가는 혈액공급을 감소시켜 치매를 유발하게 된다.

- 콜레스테롤이 많이 함유된 달걀 노른자, 새우, 게, 오징어, 버터 등의

섭취를 삼간다.
- 식물성 섬유소가 많은 콩, 과일, 야채류를 많이 섭취한다.
- 탄수화물과 알코올 섭취를 줄인다.
- 콜레스테롤이 높을 경우 의사의 처방을 받는다.

(8) 당뇨병을 예방한다

당뇨는 심혈관질환 및 뇌졸중(중풍)을 유발하여 혈관성 치매의 발병률을 높인다. 한편, 혈당 자체만으로도 인지 기능에 악영향을 미친다는 연구결과도 있다. 혈당이 높을수록 인지 기능이 더 크게 저하되는 것으로 보고된다.

(9) 흡연을 삼간다

중년기 흡연자는 오래전 금연한 사람들에 비해 기억력, 어휘력, 언어 유창성 등에서 인지 장애가 많이 나타난다. 또한, 흡연은 심혈관 질환의 직접적인 원인이 되며, 동맥경화를 일으키는 주범이다. 뇌혈관성 치매를 일으키고, 비흡연자보다 치매에 걸릴 확률이 두 배 높아진다.

(10) 알맞은 영양섭취를 한다

지나친 영양섭취는 당분섭취를 증가시키는데, 특히 청량음료나 가공식품에 다량 포함되어 있는 단당류는 뇌세포 손상, 조기 노화, 치매 등 퇴행성 뇌질환을 일으킨다. 될 수 있으면 자연식품을 섭취하도록 하고 인공적인 식품섭취를 줄이는 것이 좋다.

(11) 기타

- 몸가짐을 바로 하도록 신경을 쓴다.
- 난청과 시력장애가 치매를 일으킬 수 있기에 치료한다.
- 유행에 민감하게 따라간다. 새로운 것을 하지 않으면 치매가 더 쉽게 다가온다.
- 다른 사람이 말하는 것에 귀를 기울인다.
- 과거에 집착하지 말고 미래를 설계한다.
- 새로운 정보를 항상 접하고 발산시킨다.
- 요리나 블록 쌓기같은 손 움직임을 많이 한다.
- 독서나 바둑처럼 머리를 쓰는 일을 자주 한다.
- 일기나 편지를 쓴다.
- 왼쪽 손과 발을 많이 사용해 뇌를 고르게 발달시킨다.
- 한 달에 한 번 이상의 영화나 미술작품을 감상한다.
- 혼자서 지내는 시간을 가급적 줄인다.
- 머리에 충격이 가지 않도록 잘 보호한다.

🔍 제6장에서는 다양한 각 분야에서 연구된 치매 예방 및 치료프로그램들을 설명하려고 한다. 운동 프로그램으로는 치매 예방체조를 먼저 소개했다. 이어서 레크리에이션, 물리치료, 미술, 웃음요법, 원예, 음악, 요리 등을 통한 치매 예방 및 치료 프로그램들을 제시했다. 여기서는 다루지 못했지만 동물 매개 치료, 시 치료, 이야기 치료 등 다양한 프로그램들이 이미 개발되어 있다. 치매 가족(치매 예방 지도사)들은 이런 프로그램들을 늘 연구하여 어르신들과의 함께 하는 일상 생활 중에 활용하여 치매 예방 및 치료에 도움을 주어야 한다.

PART 6

치매 예방·치료 프로그램들

1. 치매 예방체조

뇌신경(뉴런)을 연결하는 물질이 도파민인데 25세까지는 도파민이 많이 나와서 가만히 있을 수가 없어 운동을 하게 된다. 그러나 어르신이 되면 도파민이 안 나와서 알츠하이머 치매가 생기게 된다. 역발상으로 어르신들이 뇌를 쓰며 열심히 운동하면 도파민이 생성된다. 전문직 판사라든지 교수들이 늘 같은 내용을 공부하고 판결하는 것보다 청소부가 열심히 몸을 움직여 일할 때 뇌에서 도파민이 생성되는 분량이 20배나 더 나온다고 한다. 그만큼 운동을 통한 치매 예방법이 효과가 좋다는 것을 말해주고 있다.

운동을 하면 뇌로 올라가는 피의 흐름인 혈류가 증가하게 되는데, 이는 자연 항우울제로서 우울증을 저하하는 역할을 한다. 운동을 하되 이로운 물질이 많은 자연 속에서 산책하는 것이 좋다. 그리고 깊은 생각을 하면서 철학자가 길을 가는 것처럼 하면 뇌건강과 창의력이 좋아진다.

미국 국립암연구소가 65만 명을 조사한 결과, 걷기 운동을 1주일에 75분 하는 이들의 수명이 1.8년 연장된다. 주 2.5~5시간 걷기 운동하는 이는 3.4년 수명이 연장된다. 주 5~7시간 걷기 운동하는 사람은 4~5년 수명이 연장되는 것으로 나타났다. 더 나아가 손이 부지런한 사람은 뇌가 발달하는데 단순한 손 운동보다 정밀한 손 운동을 하는 것이 뇌가 정상적으로 발달하는 데 낫다. 다양하게 생각하면서 정밀한 손 운동을 하면 연상영역(생각, 사고)도 깊어지며 종합적으로 뇌가 발달함을 발표했다(서유헌, 2015, p.14).

미국 80세 천명을 조사한 결과, 집안일 열심히 하고 많이 움직이는 사람은 치매 발생이 15% 감소하였고 손, 팔 근력이 좋은 상위 10%에 드는 사람들은 치매 위험이 60%나 감소한다는 연구결과도 있다. 따라서 상전보다 머슴이 되어 운동량이 많은 것이 좋고, 이왕 살 바에는 걷고, 춤추고, 노래하며 살면 좋고, 집안일, 동네일을 많이 하며 봉사하며 활동적으로 살면 치매 예방에 좋다(서유헌, p.15).

결론적으로 치매 예방을 위해서는 운동법이 효과가 크다는 말이다. 인지개발 향상 활동지 공부를 시키더라도 꼭 치매 예방 운동을 커리큘럼 속에 넣는 것이 효과적이다. 특별히 다른 운동보다 치매 예방체조는 전문가들이 만들어서 뇌를 최대한 자극하므로 치매 예방과 치료에 큰 효과가 있다.

(1) 중앙치매센터와 보건복지부가 함께 개발한 치매 예방체조

내용을 보면 가장 치매 예방을 과학적으로 할 수 있는 가장핵심이 들어있는 전문치매 체조로서 치매 예방체조는 다음과 같이 구성되어 있다.

1) 뇌신경 체조
- 얼굴 두드리기, 눈 돌리기, 눈 감고 씹기, 소리 내기, 볼·혀 쓰기, 목 돌리기

2) 치매예방 체조

- 온몸 자극하기, 손 운동– 쥐기, 손 운동– 박수, 팔 운동– 두 팔로 하기, 팔 운동– 한 팔로 하기, 기 만들기, 기 펼치기, 온몸 가다듬기

위와 같은 내용 등으로 20여 분으로 구성되어 있고 동영상을 보며 따라 하기만 하면 된다. 전문가들이 동원되어 과학적으로 뇌신경을 골고루 자극하는 내용으로 최고 수준으로 구성되어 있다. (필자가 직접 함께 체조해보니 뇌가 팡팡 돌아간다.) 이것을 하면 확실히 치매 예방에 도움을 준다. 매일 매일 노인정이나 요양원, 어르신 마실방 등에서 하면 좋겠다. (유튜브에서 '중앙치매센터 치매예방체조'를 치면 바로 나온다.)

(2) 국민건강보험공단 치매예방 체조– 활기차게 따라 하기

1) 걷기 운동:

걷기를 하면서 자연스럽게 숫자를 거꾸로 세며 뇌 운동을 하며 치매를 예방하는 운동형태이다. 운동하며 뇌를 쓰면 효과가 더욱 좋다.

- 제자리 걷기, 브릿지 스텝(10–1), 오른쪽 걷기(20–11), 왼쪽 걷기(30–21)
  * 옆에 적혀 있는 숫자를 거꾸로 순서대로 머릿속에 떠올려 외쳐가며 운동을 하는 것이다.

2) 팔운동:

- 양팔 운동, 한 팔 운동

3) 손 운동

- 박수(손끝 박수, 손목 박수 등 다양한 손뼉을 치며 뇌를 자극함)

4) V자 걷기 운동

- 제자기 걷기 운동, 오른발부터 앞으로 V자 걷기, V자 걷기와 함께 박수 두 번, 4의 배수 숫자에 V자 걷기와 박수하기(하나부터 열여섯까지)

5) 원 그리기 운동

6) 손 운동: 쥐기

7) 온몸 가다듬기: 두드리기

8) 온몸 가다듬기: 호흡하기

9) 전체 체조 한번 음악에 맞추어서 더 하기

* 유튜브에 들어가 '국민건강보험공단 치매 예방체조'를 치면 나오며 18분 정도 소요된다.

(3) 친숙한 가요를 통해 치매 예방 운동하는 방법

1) 대구광역시 치매예방센터 「내 나이가 어때서」 외 1곡 등에 맞춘 치매예방 체조도 있다.

: 유튜브에서 '대구광역시 치매센터 치매 예방체조'를 치면 나온다.

2) 치매 예방체조를 응용한 흥겨운 노래에 맞추어 재미있는 율동을 만들어 부르는 경우도 있다(의정부시 생활체육회 편: 「열일곱 살이에요」, 「사나이 눈물」, 「십오야」 등등).
 : 유튜브에서 '치매 예방체조'를 치면 의정부시 생활체육회편 외에 다양한 체조가 나온다.

평가

1) 보건복지부와 중앙치매센터에서 만든 체조는 전문가들이 규범대로 한 것이고,
2) 국민건강보험공단에서 만든 치매 예방체조는 좀 더 흥미와 활력을 줄 목적으로 만들었다.
3) 대구광역시 치매예방센터 치매 예방체조와 의정부시생활체육회 편의 치매 예방체조는 어르신들의 흥미를 유발하는 형태로 인기가요에 맞추어서 치매 체조의 원리를 가미하여 고안되었다.

→ 이러한 점들을 고려하여 때를 따라 상황에 따라 사용하면 좋겠다.

2. 기타 치매 예방·치료 프로그램들

치매 예방을 위해서는 육체적인 운동과 뇌 운동의 균형을 맞추는 것이 중요하다. 여기서는 이런 균형을 맞추는 프로그램을 소개하려고 한다. 등급을 5단계로 하였다.

1) 초급 하(A1): 중등도 이상의 치매 환자도 가능한 정도의 프로그램
2) 초급 중(A2): 경증 치매 환자가 가능한 정도의 프로그램
3) 초급 상(A3): 정상인이 쉽게 할 수 있는 정도의 프로그램
4) 중급(B): 정상인이 조금 어렵다고 느끼는 정도의 프로그램
5) 고급(C): 정상인도 많이 어렵다고 느낄 정도의 프로그램.

레크리에이션, 물리치료, 미술, 웃음, 원예, 음악, 요리를 통한 치매 예방 및 치료프로그램 순으로 실제 프로그램을 제시하며 설명하려고 한다.

(1) 레크리에이션을 통한 치매 예방·치료 프로그램

한광일 교수가 레크리에이션을 통해 치매 중증환자, 경증환자들을 치료하는 프로그램과 정상인들을 치매 예방하는 프로그램도 초급, 중급, 고급 등, 5단계로 분류하여 뇌 과학을 적용해서, 단계별 21개씩의 레크리에이션 프로그램을 개발하여 제공하고 있다. 게임하며 웃으면서 따라 하다가 치매가 치료되고, 또 치매를 예방하도록 치매의 원인이 되는 해당 뇌가 활성화되도록 의도된 아주 귀한 프로그램이다. 학문적으로도 인정받았고 효과도 확실한 프로그램으로 보인다. 전 대한치매학회 회장이셨던 한일우 박사가 내용을 감수하며 지지를 보내고 있다. 책 이름과 출처는 다음과 같다.

  * 김동연 외, 『치매 예방 및 인지재활 프로그램』, (고양: 서현사, 2018), pp.37~98.

프로그램 예시

1) 3단계(초급 상(A3)) 제목: 몇 개일까요?

(**치매 예방 효과**: 주의 집중력, 시공간적 지각 및 구성 능력, 전두엽 관리 기능)

- **등급:** 초급(상) (치매 예방을 위해 정상인들에게 쉬운 초급프로그램. 필자 주.)
- **자세:** 앉아서
- **효과:** 동기 부여, 촉각 자극, 자신감 향상

레크리에이션 시행방법

가) 뒷목, 발바닥, 손바닥에 손가락 끝으로 동시에 누른 후 몇 개를 눌렀는지 숫자를 맞춘다.
나) 눈을 감게 한 후 손가락이나 발가락을 누른다.
다) 어떤 쪽의 몇 번째 손가락 또는 발가락인지 맞추게 한다.

2) 4단계(중급) 제목: 큰 빵, 작은 빵, 긴 떡, 짧은 떡

(**치매 예방 효과**: 주의 집중력, 언어 및 언어 관련 능력, 기억력, 운동 능력)

- **등급:** 중급(정상인 어르신들에게 조금 어렵다고 느끼는 정도의 프로그램)

- **자세**: 앉아서
- **효과**: 표현력, 상호교류를 통해서 사회성 향상, 일상생활 동작훈련, 자신감 향상

레크리에이션 시행방법

가) 진행자가 양손을 가지고 좌우로 넓게 벌렸다가 다시 가운데로 좁히면서 '큰 빵, 작은 빵'의 모양을 흉내 내면서 크게 말한다.

나) 다시 양손을 상하로 크게 벌리고 좁혀 "긴 떡, 짧은 떡."이라고 크게 말한다.

다) 이때 참가자들로 하여금 진행자의 말과 행동을 따라 하도록 연습을 시킨다.

라) 차츰 익숙해지면 빠르게 하면서 복잡하게 섞어서 진행한다.

마) 그 밖에 진행자가 한 말과 행동에 대하여 반대의 동작이나 말을 하도록 응용할 수 있다.

바) 이렇게 하면 대부분의 참가자들은 말과 양손을 얼버무려 자연스레 폭소가 터지고 만다. 사회자와 반대로 할 것을 지시하면서 다음과 같이 진행한다. 물론 행동 모션도 같이해야 한다.

- 큰 빵→ 작은 빵
- 작은 빵→ 큰 빵
- 큰 빵/ 작은 빵→ 작은 빵/ 큰 빵
- 긴 떡/ 짧은 떡→ 짧은 떡/ 긴 떡

- 긴 떡/ 큰 빵→ 짧은 떡/ 작은 빵
- 큰 빵/ 작은 빵/ 긴 떡/ 짧은 떡→ 작은 빵/ 큰 빵/ 짧은 떡/ 긴 떡
- 짧은 떡/ 큰 빵/ 긴 떡/ 큰 빵/ 작은 빵→ 긴 떡/ 작은 빵/ 짧은 떡/ 작은 빵/ 큰 빵

폭소가 터지는 레크리에이션 게임을 해도 치매 예방과 치료에 초점을 맞추어서 하면 아주 좋은 효과가 있다. 일반 치매 예방 및 치료 향상 활동지 책을 공부하는 시간 중에도 이런 다양한 효과가 있는 레크리에이션을 넣어 주면 아주 효과가 좋으리라고 확신한다. 어르신들의 수준에 따라 골라 할 수 있도록 5단계로 준비되어 있다.

(2) 물리치료를 통한 치매 예방·치료 프로그램

전 대구대 물리치료학과 박래준 교수가 치매 중기, 경증환자 프로그램과 정상인이 쉽게 할 수 있는 인지재활 물리치료 프로그램을 제시했다.

프로그램 예시

제목: 공 주고받기 운동(넘어지는 사고 조심)

(**치매 관련 효과**: 운동 능력, 시공간적 지각 및 구성 능력 배양)

등급: 초급 상(정상인이 쉽게 할 수 있는 정도의 프로그램)
자세: 일어서서
준비물: 크고 작은 공
효과: 민첩성과 평형 능력, 보행능력 개선

물리치료 프로그램 진행 방법

가) 공을 참가자와 진행자가 또는 참가자끼리 마주 보고 서서 주고받기를 하고, 뒤로 돌아서서 등 뒤로 주고받기를 한다.
나) 왼쪽이나 오른쪽 중 한쪽 다리만 사용하여 공차기를 한다. 그리고 반대쪽으로 교대를 하여 공차기를 한다.
다) 공을 차서 다른 사람에게 준다. 그룹으로 실행하며 지정한 사람에게 차도록 한다.
라) 공을 손으로 던져 다른 사람에게 주고받도록 한다.

* 부연설명:
가) 공을 주고받거나 발로 차면서 운동 능력을 기르고 정서적인 함양과 주의 집중력을 향상시킬 수 있다.
나) 일대일의 운동도 할 수 있고 여러 명이 주고받음으로써 공동체 의식을 느끼고 즐겁게 따라 할 수 있다.

* 김동연 외, 『치매 예방 및 인지재활 프로그램』, (고양: 서현사, 2018), pp.107~126.

(3) 미술을 통한 치매 예방·치료 프로그램

미술 치료는 중등도 이상의 인지 장애가 있는 경우에도 비교적 재미있게 잘 수행하는 프로그램이다. 전 대구대 재활심리학과 김동연 교수가 중증 치매 환자들과 경증 치매 환자들을 위한 프로그램과 정상인들이 쉽게 치매 예방을 위해서 할 수 있는 치매 예방 미술 프로그램을 제시했다.

프로그램 예시

제목: 동적 가족화 그리기
  (**치매 관련 효과:** 언어 및 언어 관련 능력, 학습 및 기억능력, 전두엽 관리 기능, 성격 및 정서능력 예방 및 치료)

등급: 초급 상(정상인이 쉽게 할 수 있는 정도의 프로그램)
자세: 앉아서
준비물: 가족들의 독사진, A4 용지, 연필, 지우개
효과: 가족에 대한 인식, 장기 기억 활성

미술치료 프로그램 진행방법

가) 가족들의 독사진 뒷면에 이름과 관계를 적어둔다.

나) 사진을 보면서 가족을 그려보자고 하거나 별도의 A4 용지 백지를 주어서 자신을 맨 위에 놓고 자유스럽게 주변에 다른 가족의 사진이나 그림을 붙이도록 한다(자연스럽게 호불호의 관계가 드러날 것이다. 필자 추가).

다) 아들은 누군지, 며느리는 누군지, 손자 손녀는 누군지 그리고 이름을 이야기해보라고 한다. 수준에 따라서는 어디에 사는지, 몇 살인지 등을 물어본다.

라) 여기에 없는 사람은 누구인가? 이 사람은 누구이며 무슨 일을 하고 있는가? (가족 한 사람씩 소개한다.), 본인 제일 가까이 옆에 있는 사람은 누구이며, 가장 멀리 있는 사람은 누구인지도 자세하게 물어본다.

부연설명

가) 가족화가 다 그려지면 질문을 통해서 자신과 가족과의 관계를 교육시킨다.

나) 가족의 이름, 나이, 자신과의 관계(아들, 딸, 손자, 손녀) 등을 통해서 가족과의 긍정적인 관계를 유지하게 해 준다.

* 다양한 미술을 통한 치매 예방·치료 프로그램을 보려면 다음 자료를 참조할 것.
*김동연 외, 『치매 예방 및 인지재활 프로그램』, (고양: 서현사, 2018), pp.131~161.

(4) 웃음요법을 통한 치매 예방·치료 프로그램

우리말에 "웃음보가 터졌다."라는 말이 있다. 미국 UCLA 대학병원의 이차크 프리드 박사는 뇌 속에 웃음을 주관하는 '웃음보'가 있다는 것을 발견했다. 그는 16세 된 소녀의 간질을 치료하던 중 왼쪽 대뇌의 사지통제 신경조직 바로 앞에 4cm²의 웃음보를 우연히 발견했다. 16세 된 소녀의 왼쪽 뇌 해당 부분에 자극을 주었더니 환자가 갑자기 씩 웃더니 웃음보를 터트렸다. 그림 속의 평범한 동물들을 보여주며 자극을 주자 "아주 우습다."라고 답했다. 이와 같은 발견은 웃음이 나오는 과정이 지금까지의 생각처럼 뇌 속의 여러 장소에서 이루어지는 것이 아니라 웃음보에서 일괄 처리된다는 사실을 보여 준다(조순배, 2007).

웃음치료(Laughter therapy)는 웃음을 통해 자신의 신체적 및 감정적 상태를 표현함으로써 그 과정에서 즐거움을 찾고, 신체적 및 정신적 잔존 기능을 극대화시켜 긍정적인 변화를 가져오게 하는 데 그 목적이 있다.

외국에선 '웃음요법'을 적극적으로 도입하고 있다. 10여 년 전 통계지만 미국의 550여 병원에서 '간호사 웃음 부대'가 광대 차림으로 병실을 돌면서 약, 주사 대신 웃음을 선사했다. 일본에서도 병원이 주최하는 유머대회가 수시로 열린다. 역시 10여 년 전 상황인데 서울대학교 가정의학과는 많은 의사들과 간호사들이 목요일마다 조회실에서 모여 박수하며, 웃음치료를 통해 환자들의 건강을 회복시키는 데 도움을 주려는 운동을 전개하고 있다(조순배, 2007).

웃음의 효과는 대단하다. 미국 스탠포드대의 윌리엄 플라이 박사는 "20초 동안 웃는 것은 3분 동안 격렬하게 노를 젓는 것과 운동량이 비슷하다."고 말한다. 크게 소리 내어 웃을 경우, 근육, 신경, 심장, 뇌, 소화기관이 총체적으로 작용한다. 한 번 크게 웃으면 650개의 근육 중 231개의 근육이 움직이고, 80개의 얼굴 근육 중 15개가 움직인다. 이는 에어로빅을 5분 동안 한 것과 동일한 효과가 있다.

웃음의 효과는 이처럼 자연적으로 격렬하지만 해가 없고, 안전한 운동의 효과가 있고, 둘째로 면역력을 높여 주고, 셋째로 암의 예방과 치유의 명약이고, 넷째로 특히 우울증에 효과가 크고 당뇨병, 스트레스병, 긴장과 피로, 정서불안, 두통, 불면증, 천식, 뇌졸중, 동맥경화, 신경통, 통증, 비만, 심장, 감기, 화병, 소화불량, 음치의 치료, 정력 강화 등 만병의 최고의 명약이다(조순배, 2007).

치매와의 관계에서 보면 치매의 증상 중 '우울증', '무감동' 현상 등을 미리 예방해줄 수 있고, 치매로 발전하는 뇌졸중, 동맥경화 등을 막아주는 역할을 한다. 또 자극을 주어 그 증상을 완화시킬 수 있을 것이라 예상된다.

✐ 웃음 치료 프로그램 실제

제목: 웃음 치매 박수

대상: 경도 인지 장애자 나 정상인
효과: 기억력 중 계산 능력 향상, 전두엽 기능 증진

자기 무릎 한 번 치면서(하), 자기 손뼉 한 번 치면서(하)
자기 무릎 두 번 치면서(하하) 자기 손뼉 두 번 치면서(하하)
자기 무릎 세 번 치면서(하하하) 자기 손뼉 세 번 치면서 (하하하)
      … 이런 식으로 숫자를 늘리면서 15번까지 유도한다.

그런 다음 이번에는 짝과 마주 보고

자기 무릎 한 번 치고(하) 짝과 손뼉 한 번 마주치며(하)
자기 무릎 두 번 치고(하하) 짝과 손뼉 두 번 마주치며(하하)
자기 무릎 세 번 치고(하하하) 짝과 손뼉 세 번 마주치며(하하하)
      … 이런 식으로 숫자를 늘리면서 진행한다.

▶ 허벅지에는 노폐물이 모여 있는 곳이라 많이 쳐 주면 좋다(조순배, 2007).

    * 다양한 웃음치료 요법 프로그램을 보려면 다음 자료를 참조할 것.
      조순배, 『웃으면 성공한다』, (시흥: 생명샘, 2007), pp.195~224

(5) 원예를 통한 치매 예방·치료 프로그램

원예 치료(Horticultural Therapy)란 식물을 매체로 하는 인간의 다양한 원예활동의 즐거움을 통하여 사회적, 교육적, 심리적 혹은 신체적 적응력을 기르고 이로 말미암아 육체적 재활과 정신적 회복을 추구하는 전반적인 활동을 의미하는 것이다. 식물 및 원예활동을 매체로 한 전문적인 기술과 방법을 통하여 심신의 치료와 재활, 그리고 녹색의 쾌적성(green amenity)을 얻고자 하는 목적이 있다.

원예가 식물을 대상으로 생산을 주목적으로 하는 것이라면, 원예 치료는 식물을 이용하는 원예활동을 통해 인간 심신 재활을 꾀하고, 삶의 질 향상을 목적으로 한다. 또한, 원예 치료는 원예활동을 통해 재활, 경감, 복원, 갱생 등을 목표로 하는 예방일 뿐 아니라 대체 치료로 자리매김하고 있다. 이러한 원예 치료는 현대의학의 대증요법과는 달리 전인적(holistic) 치유를 행하는 데 효과적인 소재나 활동을 포함하고 있으며 영혼육의 치유가 동시에 가능한 치료방법이다(김동연 외, 2018).

원예 치료는 다음과 같은 특성을 가지고 있는데 지적인 효과, 사회적인 효과, 정서적인 효과, 신체적인 효과, 환경적인 효과를 나타낸다.

1) 생명을 매개체로 한다.
2) 상호 역동적이다.
3) 창조적 파괴가 가능하다.
4) 본능적 그리움에 바탕을 둔다.
5) 생명을 직접 돌본다.

프로그램 예시

제목: 종자 파종
  (**치매 관련 효과:** 섬세한 손 운동 능력, 전두엽 관리기능)

등급: 초급 상(정상인이 쉽게 할 수 있는 정도의 프로그램)
자세: 앉아서
준비물: 종자(쑥갓, 상추, 치커리 등 채소 종자), 트레이(씨를 심을 컵 모양의 화분), 상토(종묘사에서 구매), 라벨, 펜, 아세티이지(투명비닐), 칼라타이, 개량 컵, 큰 대야, 분무기
효과: 동기부여, 긍정적 경험 증가, 작업 수행력 증가, 후각 및 촉각 자극, 정서적 안정

방법

1) 채소를 직접 키워본 경험이 있는지, 있다면 어떤 채소를 키워 보았는지 서로 이야기하게 한다.
2) 준비한 종자를 나누어 각각의 모양과 색깔 등 특징을 살펴보고, 이름을 알려 준다.
3) 트레이에 대해 설명해 주고 나누어 준다.
4) 자신의 트레이에 심고 싶은 종자를 선택한다.
5) 농약사 등에서 사온 상토를 대야에 넣고 물을 넣어 반죽한다.
6) 트레이에 반죽한 상토를 넣는다.
7) 트레이에 손가락으로 씨앗이 들어갈 만한 구멍을 뚫는다.

8) '4)'에서 선택한 씨앗을 구멍에 서너 개 넣고 상토로 덮어준다.
9) 라벨에 자신의 이름과 날짜, 심은 종자의 이름 등을 쓴다.
10) 본인이 하루에 두 번씩 아침저녁으로 물을 주게 하며 잘 키우게 한다.
11) 어떤 씨앗에서 싹이 먼저 나올지, 모습은 어떨지 서로 이야기한다.

* 다양한 원예를 통한 치매 예방·치료 프로그램을 보려면 다음 자료를 참조할 것.
김동연 외, 『치매 예방 및 인지재활 프로그램』, (고양: 서현사, 2018), pp.170~205.

(6) 음악을 통한 치매 예방·치료 프로그램

음악치료 프로그램(Music Therapy Program)은 시대적 상황에 맞추어 어르신들의 질적 삶의 향상을 위해 어르신들의 기능과 질병 양상에 맞는 다양한 치료방법을 모색하고 있다. 음악치료(music therapy)란 음악치료 전문가가 음악을 이용하여 인간의 신체적, 정신적, 감정적 불균형 상태를 교정하기 위한 일체의 활동을 이야기한다. 즉, 음악치료는 음악을 도구로 이용하여 인간의 신체적, 정서적인 결함을 긍정적인 방향으로 변화시켜서 바람직한 삶으로 개선하도록 도와주는 것을 말한다. 음악치료는 어르신들에게 활력과 생기를 가져다준다. 어르신들은 자신이 아직도 창조적일 수 있고, 새로운 기술도 배울 수 있다는 것을 알게 될 때 자신감을 갖게 된다. 치매로 고통을 받으면서 극도로 위축되고 혼돈된 상태에 있는 환자들도 음악치료에 적극적으로 참여할 수 있으며 심각한 치매를 앓고 있는 환자들 역시 음악을 통해서 자신에 대한 자존감을 느끼게 된다.

음악치료의 효과를 네 가지로 요약할 수 있다.

첫째, 지적영역
- 지적 자극, 창의력/ 현실 안내와 인식/ 기억, 회고/ 주의 집중력, 결정력/ 수용, 표현 언어 기술

둘째, 사회성, 정서적 영역
- 감정 고조/ 동기유발/ 언어교류/ 긍정적인 정서/ 자기표현, 자기 정리, 필요 표현/ 여가선용, 협동, 팀워크

셋째, 운동영역
- 호흡, 긴장 이완/ 리듬, 반응, 협응/ 신체적 조절(강화, 인내, 유연성)

넷째, 언어영역
- 뚜렷한 구어 사용(정확도와 세기)

프로그램 예시

제목: 음악치료 시간
 (**치매 관련 효과:** 언어 및 언어 관련 능력, 운동능력, 전두엽관리 기능)

등급: 초급 상(정상인이 쉽게 할 수 있는 정도의 프로그램)
자세: 앉아서
준비물: 장고, 소고, 콩 주머니, 가사괘도, CD 플레이어
효과: 리듬감, 사회성, 정서적, 자긍심의 향상, 주의 집중력 강화

> 방법

1) 닐리리야로 즐거운 음악치료 시간임을 알린다(5분 정도)
2) 아리랑에 맞춰 손뼉을 치면서 경직된 근육을 이완시킨다(5분 정도)
3) 간단한 스트레칭으로 몸을 풀어준다(5분 정도)

   3-1) 양손을 깍지를 끼고 손목과 손가락을 돌려 근육을 풀어주고 그다음에는 양팔을 뒤로 길게 펴서 기지개를 펴게 한다.

   3-2) 앞사람의 오른쪽 어깨를 두드리며 인사한다. ("안녕하세요!")

   3-3) 앞사람의 왼쪽 어깨를 두드리며 인사 한다. ("건강하세요!")

   3-4) 앞사람의 양쪽 어깨를 두드리며 인사한다. ("그동안 잘 지내셨어요?")

   3-5) 앞사람의 등을 쓱쓱 밀어주면서 인사한다. ("오래오래 사세요!")

   3-6) 반대로 돌아서서 다시 한 번 한다.

4) "쿵(장고)~짝짝(소고)〈갑돌이〉."

   "쿵(장고)~ 짝짝(입으로) 〈갑돌이(소고)〉."로 이름을 불러 드린다.

   (5분 정도)

5) 내담자들이 친숙한 「쾌지나 칭칭나네」와 「옹헤야」를 부르면서 소고, 손뼉으로 박자 맞추기와 콩 주머니를 돌려 소근육 운동을 한다. (5분 정도)

6) 민요 「닐리리야」로 가족을 생각해본다. (5분 정도)

   예) 닐리리야 닐리리야 니나노 난실로 내가 돌아간다
   청사초롱 불 밝혀라 잊었던 〈할머니〉가 다시 돌아온다

   ▶ 할아버지, 아버지, 어머니, 삼촌, 고모, 오빠, 누나, 언니 등

7) 장구 리듬에 맞춰 리듬치기를 한다

〈소고, 손뼉, 호루라기, 서서 걷기 등(5분 정도)〉

8) 늴리리야로 흥겹게 춤을 추며 작별인사를 한다(5분 정도).

* 다양한 음악을 통한 치매 예방·치료 프로그램을 보려면 다음 자료를 참조할 것.
김동연 외, 『치매 예방 및 인지재활 프로그램』, (고양: 서현사, 2018), pp.211~223.

(7) 요리를 통한 치매 예방·치료 프로그램

요리 치료(cooking therapy)는 설명과 더불어 진행자가 먼저 시범을 보이면서 같이하는 프로그램이다. 여성의 경우 중등도 이상의 인지장애가 있는 경우에도 비교적 재미있게 잘 수행하는 프로그램이다.

요리 치료는 개인이 가지고 있는 성격장애, 정신질환, 발달장애, 노인 질환, 정신지체, 신체장애, 행동장애 등 다양한 정신적인 외상들이 요리활동을 통해 표현함으로써 개인이 지니고 있는 긴장과 불안을 해소하며 개인이 가진 정신적이고 신체적인 문제들을 극복하고 해결하는 데 도움을 주는 치료방법이다.

음식을 만드는 요리는 인간의 욕구 중 강력한 식욕을 자극하는 것이 배경에 있기에 굉장한 흥미를 줄 수밖에 없다. 또, 요리는 누가 가르치지 않아도 기본적으로 습득하는 기능이기도 하고, 취미나 특기, 그리고 직업으로서도 각광받고 있는 분야이기도 하다. 요리 치료는 이처럼 흥미를 당기기 때문에 즐거운 분위기에서 적극적으로 참여가 이루어지므로 쉽게 교육할 수 있고 치료할 수 있는 프로그램이 된다.

대상자가 정상인인 치매 예방 학습자이거나 또는 치매 환자일 수 있으므로 대상에 따라 어떤 치료를 할 것인지 요리를 프로그램화해야 한다.

요리를 하면서 어르신의 건강상태를 진단할 수 있다. 대근육의 발달 정도와 근력 상태, 언어능력 수준, 인지능력, 사회적 능력, 정서 상태 등 어르신의 전인적인 건강상태를 자연스레 파악할 수 있다.

요리 치료의 효과는 어르신의 기쁨, 슬픔, 불안, 좌절, 공포, 분노 등의 모든 감정이 표현되는 것을 본다. 이런 감정 표출을 통해 어르신의 우울증 등, 여러 문제가 자연스럽게 치료된다. 요리를 성공적으로 만들어 만족하게 먹음으로써 자신감이 생겨 성공에 대한 강한 신념도 갖게 되고, 요리하면서 편식도 극복하게 된다. 정서적으로 안정감을 갖게 되고, 모든 몸의 부분을 사용하므로 신체기능이 회복되어 건강이 증진된다.

프로그램 예시

제목: 요리 치료 프로그램- 과일 화채 만들기
 (**치매 관련 효과:** 학습 및 기억 능력, 정서 기능, 전두엽관리 기능)

등급: 초급 상(정상인이 쉽게 할 수 있는 정도의 프로그램)

자세: 앉아서

준비물: 수박, 방울토마토, 오렌지, 사과, 바나나, 밀키스, 그릇

효과: 동기 부여, 상호교류를 통해서 사회성 향상

방법

1) 인사를 한다.

2) 오늘의 날짜를 물어본다.

3) 각각의 과일의 이름을 물어본다.

4) 테이블의 중앙에 모든 재료를 둔다.

5) 도마와 칼을 나누어 준다.

6) 각각 분담하여 (참가자들의 능력을 고려하여 나누어 준다) 과일을 여러 가지 모양으로 썬다. 수박은 숟가락으로 동그랗게 판다.

7) 각각의 재료가 섞일 때마다 다시 한 번 이름을 가르쳐 준다.

8) 각종 과일을 섞은 후에 밀키스를 붓는다.

9) 완성하여 나누어 먹는다.

* 다양한 요리를 통한 치매 예방·치료 프로그램을 보려면 다음 자료를 참조할 것
김동연 외, 『치매 예방 및 인지재활 프로그램』, (고양: 서현사, 2018), pp.227~232.

🔍 제7장은 우리나라 치매 예방 정책과 치매 지원서비스에 대해 알아본다. 먼저, 우리나라 문재인 정부가 추진하는 치매 예방 정책을 살펴본다. 그리고 치매 국가책임제, 치매 노인 공공후견인제도, 노인장기요양보험제도, 각급 치매센터들, 특히 경기도 치매안심센터들을 살펴보며 설명하려고 한다.

PART 7

치매 예방 정책 및 지원 서비스

1. 치매 예방 정책

보건복지부 NTIS의 보고에 따르면, 치매에 대한 투자 비중이 인프라 4%, 예방 6.1%, 돌봄 12.8%, 원인 규명 23%, 치료 24.9% 진단 29.2%로 나타나고 있다. 이는 진단, 치료보다 돌봄, 예방 투자 비율이 적은 것으로 나타난다(양승조, p.39). 즉, 치매 예방을 위한 예산이 턱없이 적음을 인정하는 통계이다. 따라서 치매 예방 예산을 높이는 쪽으로 노력해야 할 것으로 평가하고 있다.

치매는 조기에 발견해 약물치료와 함께 인지재활 프로그램을 지속 병행하는 것이 중요하다. 조기에 약물치료하면, 8년 후 요양시설 입소율이 70%나 감소하는 것으로 알려져 있다. 향후 치매 중증화를 억제하고, 치매에 따른 사회적 비용을 절감한다면 치매 환자와 가족들의 삶의 질 향상에 큰 도움이 될 것이다(양승조, p.107). 물론 국가에도 큰 도움이 된다. 중증 치매 환자의 1인당 의료비용은 경도 치매 환자의 8배(중증 치매 환자 비용: 1인당 연간 약 3천여만 원)나 되는 것으로 나타났다. 따라서 중증 치매 예방은 엄청난 비용을 절감하는 효과가 있다(정안나, 2013, p.35).

저(低)출산과 인간의 평균 수명의 연장으로 인해, 2015년 고령 인구 비중이 15.4%로 14% 이상인 고령사회에 진입했다(양승조, p.122). 2025년이면 고령 인구 비중이 20% 이상인 초고령사회에 접어들 것이란 예측이다. 점점 더 많아지는 노인 인구에 따라 치매 유병률도 엄청나게 늘어나게 될 것이다. 1인당 연간 비용이 3천만 원이나 드는 중증 치매 환자를 줄이기 위해 예방활동도 당연히 늘어나야만 한다. 치매 예방 사업은 엄청나게 높은 수익성이 있는 사업이다. 치매 예방 사업을 통해 중증 치매 환자 한 사람을 줄이면 3천만 원을 국가에 벌어주는 셈이다. 그래서 국가에서는 부득이하게 치매 사업 인프라 구축과 치매 예방 부분에 많은 투자를 하게 될 것이다.

이에 따라, 치매 예방 지도사의 필요가 더욱 커지고 있다. 현재는 민간자격으로 되어 있는 현 치매 예방 지도사의 자격도 국가에서 인정하는 자격으로 곧 승급될 것으로 보인다. 그리고 국가의 필요에 따라 대대적인 치매 예방 지도사의 수요가 늘어날 것으로 예상된다.

현 김기웅 중앙치매센터센터장의 말에 따르면 치매 예방 콘텐츠 보급 확산 전략을 〈표7-1〉과 같이 제시하고 있다(양승조, p.43).

〈표 7-1〉 치매 안심센터 통한 치매 예방 사업

인식개선	조기검진	가족지원
치매 인식개선 사업 치매 파트너 사업 지역자원강화 사업 (현황 분석/ 자원조사/ 협력사업)	일반 치매조기검진 사업 (선별-진단-감별) 고위험군 집중 검진사업	돌봄부담 분석 및 관리사업 헤아림카페 운영사업 (가족교실/ 자조모임/ 휴게실)
예방증진	등록 관리	반짝반짝 쉼터
치매 예방관리사업 (콘텐츠확산/ 실천 강화 치매 고위험군 뇌운동사업	등록지원관리사업 집중사례관리사업 관리실적 분석사업	인지자극 프로그램 정서지원 프로그램 건강지원 프로그램

광역치매센터(교육 지원)

중앙치매센터(콘텐츠 지원)

* 출처: 김기웅, 치매 예방 국가책임제의 과제와 방향,
『치매 예방과 어르신 일자리 창출방안 정책토론회 자료집』, p.43,
주최: 국회의원 양승조, 일자: 2018. 3. 6, 장소: 국회의원회관 제1소회의실)

2015년 보건복지부 제3차 치매관리 종합계획에 따르면, 치매 예방 교육을 어린 학생들 때부터 교육함으로 치매 극복을 하려고 계획하고 있다.

먼저, 초등학생을 위한 맞춤형 치매 교육 교재와 과정을 개발하기로 했다. 그리고, 치매 극복선도 중·고등학교 사업을 통해 확인된 교육 효과를 바탕으로, 치매 교육을 중·고등학교 보건교육 과정에 포함시켜 교육 대상을 전국 중. 고등학교로 확산시키기로 하였다.

또한, 대학생들의 치매 관련 봉사활동을 대학봉사문화로 정착시키기 위해 현재 치매 극복 선도대학에서 시행 중인 치매 교육을 전체대학을 확산시키고, 대학생의 치매 관련 지식이 치매 환자와 가족을 향한 봉사활동으로 연결될 수 있도록 치매 관련 봉사지원센터와 인센티브 관리체계를 구축하기로 방향을 정했다(이철희, 2015).

이는 초, 중, 고등학교뿐만 아니라 대학에서도 치매 예방교육 커리큘럼이 시행된다는 점에서 이를 지도하기 위한 강사도 필요해진다는 말이다. 또한 학생들, 노인 어르신뿐만 아니라 장년, 중년들까지도 치매 교육이 필요함을 정부가 느끼고 있어 전 국민을 향한 치매 예방 활동을 할 것으로 예상되는 대목이다.

2014년 치매특별등급이 신설됨에 따라 치매 환자 케어역량 제고를 위하여 요양보호사 및 프로그램 관리자를 대상으로 하는 치매 전문교육이 추가로 신설되었다. 교육 시행 결과, 2015년 현재 요양보호사 9,552명, 프로그램 관리자 4,480명이 수료한 것으로 나타났다. 이는 2014년에 치매 전문교육 수료자에 대한 이력관리체계가 구축되어 나온 통계이다. (이철희, 2015, pp.36~37)

앞으로 치매 예방 활동을 전담하는 치매 예방 지도사들을 정부가 관리하며 힘을 실어 주어 치매 예방활동을 통해, 국가의 중증 치매 환자에게 들어가는 엄청난 비용을 아낄 것으로 전망하며 이를 위해 다양한 모습으로 힘을 쓰고 있다고 본다.

2. 치매 국가책임제

문재인 정부는 2017년 7월 치매 국가책임제 공약을 발표하였다. 이 공약은 치매 의료비 90%를 건강보험으로 보장하자는 내용을 골자로 한 문재인 대통령의 정책이다. 국가책임제는 치매 문제를 개별 가정이 아닌, 국가 돌봄 차원에서 해결하겠다는 것이 핵심이다. 가정보다는 국가가 나서 치매 예방, 조기 발견, 지속적 치료 및 관리 등을 통해 치매로 인한 사회적, 경제적 비용을 절감하자는 취지로 추진되고 있다. 구체적으로 치매지원센터 지원, 치매 안심병원설립, 치매 의료비 부담 완화, 치매 전문 요양사 파견제 도입, 치매 노인 공공후견인제도 등등을 확충하는 것으로 되어 있다. 문재인 정권의 치매 국가 책임제는 공약 이행의 일환으로 2018년부터 본격적인 국가책임제를 실현하기 위해 총 2,023억 원 규모의 추경예산을 통해 전국 치매안심센터 252개를 개소 확대하는 데 1,230억, 1개월 운영비 188억 원, 전국 대학병원 치매 전문병동 확충에 605억 원을 편성하였다.

이러한 노력들은 세계적으로 선진국들이 추진했던 치매 극복 정책 방향으로서 바른 방향의 정책이라고 평가할 수 있겠다.

3. 치매 노인 공공후견인제도

전문직 퇴직한 분들이 치매를 앓고 있는 보호자가 없는 저소득층, 기초수급자(4,400여 명)들의 후견인 역할을 맡게 하는 것이 치매 노인 공공후견인제의 골자다. 치매관리법에 모든 지자체는 이 치매 노인 공공 후견인제를 시행할 의무가 있다. 후견인으로서는 전문직 은퇴자들을 활용하므로 치매 독거노인에 대한 지원과 노인 일자리 창출을 하는 목적으로 시행한다.

2018년 9월 20일 동아일보 기사에 나온 치매 노인 후견인제를 살펴보면 다음과 같다.

"A씨는 같은 동네에 사는 치매 노인 B씨를 일주일에 2번 찾아간다. A씨는 B씨의 치매 진행상황을 점검하고 통장개설이나 지역복지 서비스 이용 등을 돕는다. 활동내용은 매달 치매안심센터에 보고한다. 그 대신 A씨는 매달 20~40만 원을 받는다. 9월 20일부터 시행되는 치매공공후견인제도의 모습이다. 이는 건강한 노인이 지역 내 치매 노인을 돌보는 제도다. 서울 강동구 송파구, 부산 부산진구 수영구, 광주 서구 광산구, 대전 동구 서구, 전남 여수시 순천시 등 33개 시군구에서 이날부터 우선 시행한 뒤 내년 2019년 1월 전국으로 확대한다."

위의 기사는, 2018년 9월 11일 국무회의에서 치매관리법 시행령 개정안을 의결함으로써 시행되는 내용이다. 치매 증세가 있는 65세 이상 저소득층 노인은 지역 치매안심센터에 후견인을 신청할 수 있다. 치매로 인해 정신적 제약이 있어 금융사기나 범죄에 취약하므로 이들의 결정권을 보호한다는 취지다. 먼저 각 지자체에 있는 독거노인 종합지원센터와 치매 안심센터가 함께 대상자들을 찾게 된다. 대상자 찾는 방법은 찾아가는 치매 서비스와 독거노인 안부 확인 서비스를 이용한다. 치매 노인의 재산관리도 돕고 보호자의 동의가 필요한 수술 등 중요한 의료행위에 후견인이 동의 사인을 하게 된다.

치매 노인 후견인이 되려면 역시 지역안심센터에 신청하면 된다. 그리고 보건복지부 장관이 지정한 교육을 이수해야 한다. 교육이 끝나면 치매안심센터에서 지역 내 치매 노인과 연결해 주는데, 후견인 1명이 최대 3명의 치매 노인을 도울 수 있는 제도이다. 그리고 돌보는 치매 어르신 1인당 최대 40만 원씩을 받을 수 있다.

중앙치매센터가 사업을 지원하며, 사업 시행 주체는 각 지자체로서 주로 지자체 보건의료원 산하 치매안심센터에서 맡게 된다.

4. 노인 장기요양보험제도

대한민국은 이미 2000년에 고령화 사회(aging society: 65세 이상 인구 7%)에 진입하였고, 이후 빠른 속도로 2015년에 고령사회(aged society: 65세 이상 노인 인구 14%)에 진입했고, 이제는 초고령사회(post-aged society: 65세 이상 노인 인구 20%)가 예상되는 2025년을 향해서 달리고 있다. 이는 세계에 유례가 없을 정도로 빠른 속도이다. 이렇게 노인이 많아지는 가운데 치매나 중풍(뇌졸중) 등 일상생활이 어려운 노인의 수도 함께 증가하고 있다.

이런 어려운 상황임에도 장기 요양이 필요한 노인을 집에서 돌보기 어려운 실정이다. 가정에서 노인의 장기요양을 떠안기에는 비용도 과중하고 돌볼 수 있는 전문성도 준비되지 않은 실정이다. 이 문제는 사회적으로 심각한 문제가 되고, 국가적으로도 큰 짐이 되는 문제가 되었다. 이러한 어려운 노인의 간병 문제, 장기요양 문제를 사회적인 연대라는 틀에서 정부와 사회가 공동으로 해결하는 사회보험 형태로 노인 장기요양보험제도를 만들었다. 2007년 4월 노인장기요양보험법이 국회에서 통과되어 제정되었고, 2008년 7월부터 시행되어 오늘에 이르렀다. 2018년 현재 750여만 65세 이상 노인들을 위해 장기요양 서비스 종사자 45만여 명이 수고하고 있고 경로당 65,000개를 중심으로 치매 환자 전수조사 및 치매 관련 사업이 추진되고 있다(양승조,

2018, p.24). 현재, 노인장기요양보험에서 등급 심사원이 방문하여 등급을 낼 때 치매 환자에게는 우선적으로 해당 등급을 내 주는 추세이다. 고통당하는 치매 가족들로서는 환영할 일이다.

이 법에 의해서 주간보호소, 단기보호시설, 노인장기요양기관(재가복지, 요양원, 요양병원 등등) 등이 설립되어 치매 노인뿐만 아니라 다양한 노인병을 가진 어르신들을 돌보고 있다.

5. 광역시 및 경기도 치매지원기관 명단들

　　　　치매와 관련하여 정부는 보건복지부 산하에 치매 컨트롤 타워인 중앙치매센터를 두고 있다. 도(道)와 광역시에 권역치매센터, 치매 상담콜센터 등을 운영하고 있다. 또한, 주로 각 보건소 내에 치매안심센터를 운영하며 치매 환자들과 가족들과 관련된 이들을 돕고 있다. 광역시의 치매지원센터들과 특히 경기도 지역의 치매안심센터까지 전화번호를 안내하려고 한다. 필요에 따라 이용하면 좋겠다.

(1) 중앙치매센터: 전화 1666-0921
　주소: 경기도 성남시 분당구 대왕판교로 670 유스페이스 A-307호

(2) 전국 광역시 치매지원센터(치매상담센터) 및 경기도 치매지원센터(치매안심센터)

서울	부산

• 서울특별시광역치매센터:
  서울시 종로구 율곡로 190 여전도회관 1층
  02-3431-7200
• 성북구 치매지원센터 (02) 918-2223, 5, 7
• 성동구 치매지원센터 (02) 499-8071~4
• 마포구 치매지원센터 (02) 3272-1578
• 강동구 치매지원센터 (02) 489-1130~2
• 도봉구 치매지원센터 (02) 955-3571~3
• 동대문구 치매지원센터 (02)957-3062~4
• 송파구 치매지원센터 (02) 425-1694~5
• 양천구 치매지원센터 (02) 2698-8680~1
• 은평구 치매지원센터 (02) 388-8233~4
• 관악구 치매지원센터 (02) 881-5567
• 서초구 치매지원센터 (02) 3476-5043
 	
대 구
 	
• 중구 보건소 치매 담당 (053) 661-3121
• 서구 보건소 치매 담당 (053) 663-3114
• 동구 보건소 치매 담당 (053) 983-8340
• 남구 보건소 치매 담당 (053) 628-5863
• 달서구 보건소 치매 담당
  (053) 667-3123
• 수성구 보건소 치매 담당
  (053) 666-3152
• 북구 보건소 치매 담당 (053) 353-3631
• 달성군 보건소 치매 담당
  (053) 668-3131
	• 중구 보건소 치매 담당 (051) 441-4000
	• 서구 보건소 치매 담당
	  (051) 242- 4000
	• 동구 보건소 치매 담당 (051) 464-4000
	• 영도 보건소 치매 담당 (051) 416-4000
	• 부산진구 보건소 치매 담당
	  (051) 416-4000
	• 동래구 보건소 치매 담당
	  (051) 555-40000
	• 남구 보건소 치매 담당 (051) 637-4000
	• 북구보건소 치매 담당 (051) 309-4791
	• 해운대 보건소 치매 담당
	  (051) 746-4000
	• 사하구 보건소 치매 담당
	  (051) 291-5804
	• 금정구 보건소 치매 담당
	  (051) 519-5054
	• 강서구 보건소 치매 담당
	  (051) 972-6101
	• 연제구 보건소 치매 담당
	  (051) 665-4856
	• 수영구보건소 치매 담당
	  (051) 752-4000
	• 사상구보건소 치매 담당
	  (051) 310-4791
	• 기장군보건소 치매 담당
	  (051) 721-2607

광 주	경기도
• 서구 보건소 치매 상담 (062) 350-4136~8 • 동구 보건소 치매 상담 (062) 608-2777 • 북구 보건소 치매 상담 (062) 410-8959 • 남구 보건소 치매 상담 (062) 650-8038 • 광산구보건소 치매 상담 (062) 940-9870 울 산 • 중구 보건소 치매 상담 (052) 290-4360 • 동구 보건소 치매 상담 (052) 209-4112 • 남구 보건소 치매 상담 (052) 226-2451 • 북구 보건소 치매 상담 (052) 219-7722 • 울주군 보건소 치매 상담 (052) 229-8051~2 대 전 • 중구 보건소 치매센터 (042) 606-7792 • 중구충남대병원치매센터 (042) 280-8968	• 경기도 광역치매센터 (031) 271-7021 경기도 수원시 장안동 경수대로 1150 (경기도인재개발원 내 신관 1층) • 연천군 치매안심센터 (031) 839-4166 • 시흥시 치매안심센터 (031) 315-0081 • 군포시 치매안심센터 (031) 389-4981 • 남양주시 와부읍 치매안심센터 (031) 590-8311 • 남양주시 진접읍 치매안심센터 (031) 590-8363 • 과천시 치매안심센터 (031) 2150-3874 • 의왕시 치매안심센터 (031) 345-3552 • 가평군 치매안심센터 (031) 580-2848 • 하남시 치매안심센터 (031) 790-6254 • 김포시 치매안심센터 (031) 980-5454 • 양평군 치매안심센터 (031) 771-5773 • 화성시 치매안심센터 (031) 369-3561 • 안양시 치매안심센터 (031) 381-3770 • 수원시 치매안심센터 (031) 228-6761 • 수원시(2) 치매안심센터 (031) 228-577 • 오산시 치매안심센터 (031) 8036-6611 • 성남시 분당구 치매안심센터 (031) 729-3990 • 성남시 수정구 치매안심센터 (031) 729-3870 • 의정부시 치매안심센터 (031) 870-6144 • 여주시 치매안심센터 (031) 877-3695

인천

- 중구 보건소 치매 담당
  (032) 765-3545
- 서구 보건소 치매 상담 (032) 560-5031
- 남구 보건소 치매 담당 (032) 870-3504
- 연수구 보건소 치매 담당
  (032) 810-7828
- 부평구 보건소 치매 담당
  (032) 509-8234
- 계양구 보건소 치매 담당
  (032) 450-4933
- 강화군 보건소 치매 담당
  (032) 930-4077

세종특별시

- 충남대 노인성 질환 치매센터
  (044) 861-8530
- 광역 치매센터 (044) 861-8541

강원도

- 강원도 광역치매센터 (033) 257-9164
  춘천시 백령로 156
  강원대학병원 암노인보건의료센터 7508호

제주도

- 제주특별자치도 광역치매센터
  (064) 717-2355
  제주시 아란13길 15. 제주대학교병원

- 구리시 치매안심센터 (031) 550-8613
- 안성시 치매안심센터 (031) 678-5744
- 동두천시 치매안심센터 (031) 860-3395
- 양주시 치매안심센터 (031) 8082-4183
- 고양시 일산동구 치매안심센터
  (031) 8075-4850
- 광명시 치매안심센터 (031) 897-3366
- 성남시 중원구 치매안심센터
  (031) 739-3000
- 용인시 처인구 치매안심센터
  (031) 323-0886
- 용인시 기흥구 치매안심센터
  (031) 324-6961
- 용인시 수지구 치매안심센터
  (031) 324-8932
- 부천시 양지로 치매안심센터
  (031) 625-4390
- 부천시 신흥로 치매안심센터
  (031) 625-4446
- 부천시 성오로 치매안심센터
  (031) 625-4378
- 안산시 단원구 치매안심센터
  (031) 481-3927

PART 8

치매 가족의
(치매예방 지도사)
직무

Q 제8장에서는 치매 가족의 직무에 대해 안내하려고 한다. 직무윤리, 직무, 치매 어르신의 인권보호, 돌봄 원칙, 문제행동 대처법, 환경관리 순으로 설명하려고 한다.

치매 가족(치매 예방 지도사)은 자신이 속한 직무 윤리를 인식하고 실천하여 잘못된 길로 나가지 않아야 한다. 그리고 인권과 사랑에 근거한 돌봄 원칙을 준수해야 한다. 치매 어르신의 문제행동 상황관리, 환경관리 등을 능숙하게 익혀서 업무의 효율성을 높여야 한다. 그리하여 교육과 상담과 돌봄을 담당하는 대상 어르신과 그 가족, 사회로부터 신뢰를 받아야 한다.

1. 윤리 강령

윤리 강령은 특정한 직무에 종사하는 사람들 사이에서 지켜야 할 것으로 정해진 행동규범을 말한다. 다음은 치매 가족(치매 예방 지도사)이 지켜야 할 윤리 강령을 제시해보았다.

(1) 치매 예방 지도사는 인종, 연령, 성별, 성격, 종교, 경제적 지위, 정치적 신념, 신체·정신적 장애, 기타 개인적 선호 등을 이유로 대상자를 차별 대우하지 않는다.
(2) 치매 예방 지도사는 인도주의 정신인 사랑 및 봉사 정신을 바탕으로 대상자의 인권을 옹호하고 대상자의 자기 결정을 최대한 존중한다.
(3) 치매 예방 지도사는 해당 상급기관인 연구소의 지시에 따라 업무와 보조를 성실히 수행하고 업무의 경과와 결과를 연구소장 또는 관리책임자에게 보고한다.
(4) 치매 예방 지도사는 효율적이고 안전하게 업무를 수행하기 위해 지속해서 지식과 기술을 습득하는 심화 계속교육을 받는다.
(5) 치매 예방 지도사는 업무 수행에 방해되지 않도록 건강관리, 복장 및 외모관리 등을 포함하여 자기 관리를 철저히 한다.

⑹ 치매 예방 지도사는 업무 수행 시 항상 친절한 태도로 예의 바르게 행동한다.

⑺ 치매 예방 지도사는 대상자의 사생활을 존중하고 업무상 알게 된 개인정보를 비밀로 유지한다.

⑻ 치매 예방 지도사는 업무와 관련하여 대상자의 가족, 연구소장, 관리책임자, 의사, 간호사 등 관련된 사람들과 적극적으로 협력한다.

2. 직무

치매 가족(치매 예방 지도사)의 직무는 전(全)연령층의 사람들과 나이가 들어가면서 노화가 심해지는 주로 어르신들에게 치매의 무서움을 알리고(치매 교육), 치매예방 체조 및 인지개발 향상 활동지 활동을 통해서 치매 예방·치료에 도움을 주는 것이 그 직무이다.

노화(老化)는 시간의 흐름에 따라 생명체의 신체 기능이 퇴화하는 현상이다. 노화는 언제부터 시작되는 것일까? 미국 버지니아 대학 연구팀은 뇌의 노화가 시작되는 시점을 제시했다. 7년간 18세~60세 사이의 남녀 2,000명을 상대로 한 실험 결과 27세가 되면 생각하는 속도와 공간의 시각화 등의 점수가 크게 낮아졌으며, 37세부터는 기억력과 관련된 테스트의 점수가 하락한다는 사실을 밝혀냈다. 또 42세가 되면 다른 테스트들에서도 점수가 낮아지는 현상을 볼 수 있었다. 연구결과 뇌가 가장 빛을 발하는 나이는 22세이며, 27세부터 본격적인 노화가 시작된다고 한다(박주홍, 2017). 따라서 노화에 따른 최악의 질병인 치매를 예방하기 위해서는 40대부터 미리 준비하는 것도 늦다는 결론을 박주홍 박사는 내리고 있다.

이 노화를 예방하고 지연시키는 개념으로 항노화가 있다. 항노화는 노화의 예방과 지연 및 노화 과정에서 발생하는 노인성 질환의 예방, 억제 치료 및 재생 등을 통해 삶을 유지하는 것을 의미한다. 항노화의 목표는 첫째, 천천히 늙기, 둘째, 건강하게 늙기, 셋째, 오래 살기이다(양승조, p. 51).

치매 가족(치매 예방 지도사)의 직무도 전(全)연령층의 사람들을 대상으로, 항노화와 인지개발 향상을 목적으로 한다. 노화를 예방하고 지연시키며, 치매의 원인이 되는 뇌손상을 미리미리 예방하는 활동 및 인지개발 향상을 꾀하는 것이다. 이러한 치매 예방 직무 목적을 이루기 위해 치매 가족(치매 예방 지도사)은 다음과 같은 내용을 숙지해야 한다.

(1) 치매에 대해서 자세히 알아야 한다. 치매의 정의, 치매의 발생상황과 전망, 치매의 발병을 높이는 위험인자들, 치매 유사증상들, 치매의 분야별 장애 증상들, 치매에 따른 문제와 비용들 등이다.
(2) 특별히 치매의 종류별 상세 이해 및 돌봄 원리를 숙지해야 한다.
(3) 치매의 원인이 되는 뇌의 구조와 기능 및 치매 연관관계들을 알아야 한다.
(4) 치매를 선별하는 검사지들을 능숙하게 사용할 수 있어야 한다. 주관적 기억력 평가검사(SMCQ), 치매 선별용 한국형 간이정신상태 검사(MMSE-DS), 우울증 검사들이다. 진단지들을 갖고 내담자에게 능숙하게 검사하고 점수를 정확히 채점하고 정확히 평가할 수 있어야 한다. 그리고 상담도 해줄 수 있어야 한다.

⑸ 특별히 치매예방 체조와 『치매! 예방할 수 있어요!』 인지개발 향상책을 가지고 잘 지도할 수 있어야 한다.

⑹ 치매 치료 방법들인 약물치료, 비약물치료와 치매 예방 및 치료에 도움되는 식습관, 생활습관들을 숙지하고 어르신을 안내한다. 특히, 의료진의 지시에 따라 적절하게 안내해야 한다.

⑺ 치매 예방을 위한 분야별 예방 및 치료 프로그램들을 익혀서 직무를 수행할 때 다양하게 활용해야 한다(치매예방 체조, 레크리에이션, 물리치료, 미술치료, 웃음치료, 원예, 음악, 요리를 통한 치매 예방 및 치료프로그램 등등).

⑻ 치매 관련 정책과 치매 지원 서비스를 알아야 한다.

⑼ 치매 가족(치매예방 지도사)의 직무 및 돌봄 원칙들을 알아야 한다.

⑽ 치매 관련 법령들(치매관리법〈시행령, 시행규칙 포함〉, 노인복지법, 장기요양보험법) 등을 알아야 한다.

⑾ 무엇보다도 치매 예방 활동이 치매를 확실히 예방한다는 확신을 갖는다. 또한, 치매로 들어섰다 해도 치료의 가능성이 열려 있다는 긍정적인 마음과 희망을 갖고 밝은 모습으로 직무에 임해야 한다.

3. 인권 보호

어르신 인권은 노후에도 인간답게 생활할 수 있는 권리를 말한다. 나이가 많아 모든 능력이 소멸되고 별 도움이 되지 못하고 짐만 되는 어르신이라는 이유로 인간의 존엄성을 차별받지 않을 권리를 말한다.

이런 권리를 존중하는 것이 인권의 실천이다. 연령, 성별, 인종에 상관없이 누구나 행복을 추구하며 사는 '나'와 '남'을 소중히 생각하는 태도와 행동이 필요하다.

(1) 어르신 학대 예방

어르신 학대에 민감하게 반응하는 것을 '인권 감수성'이라 한다. 이는 인권 문제를 인식하는 감성이며, 사회적 약자에 대한 차별을 인권 문제로 민감하게 느끼는 것을 말한다. 사회적 약자는 권리침해와 박탈을 받는 경우가 많으므로 '약자를 위한 인권이 확보'되어야 한다. 특히, 학대받는 피해노인은 사회적 약자로 취약한 인권 사각지대에 있기에 이들을 지켜줄 누군가가 필요하다. 사회적으로 상대적 약자 (어르신, 아동, 여성, 장애인 등)의 인권이 보장되는 사회라면 '나'의 인권도 보장될 것이다. 따라서 학대 피해 어르신의 인권을 보호하는 노력은 곧 '나'의 인권을 보호하는 것이다.

어르신의 인권을 보호하기 위해서는 학대를 예방해야 한다. 가정 내에서 많은 학대가 이루어지고 있다. 그러나, 이런 어르신 학대 내용들이 숨겨지고 있는 부분이 많다. 가족관계 특성상 학대받는 것이 자신의 잘못이라 자책하고 숨기려는 경향이 강한 것이 그 원인이다. 노인 학대는 신고해야 한다.

(2) 어르신 학대의 유형

어르신에 대한 학대는 매년 증가 추세에 있으며, 중앙노인보호전문기관이 조사한 바로는, 2015년도에 신고된 노인 학대 사례 전체 3,818건 중 가정 내 학대가 3,276건으로 총 85.8%를 차지하고 있어 가정 내에서 가족에 의한 어르신의 인권침해가 우려할 만한 수준임을 보여주고 있다. 노인보호전문기관의 연도별 노인 학대 전체 신고접수 건수를 보면 2010년 대비 2015년 전체 신고 건수는 58.7% 증가(7,503건→ 11,905건)하였다.

우리나라는 2004년 노인복지법 개정을 통해 노인 학대에 대한 규정과 노인보호 전문기관의 설치규정을 신설하였다. 그리하여 노인인권 침해의 대표적인 사례인 노인학대를 제도적으로 대처할 수 있는 기틀을 마련하였다.

〈표 8-1〉 어르신 학대 주요 발생유형

유형	행위
신체적 학대	물리적인 힘 또는 도구를 이용하여 노인에게 신체적 손상, 고통, 장애 등을 유발시키는 행위
언어, 정서적 학대	비난 모욕, 위협, 협박 등의 언어 및 비언어적 행위를 통하여 노인에게 정서적으로 고통을 주는 행위
성적 학대	성적 수치심 유발 행위 및 성희롱, 성폭력 등 노인의 의사에 반하여 강제적으로 행하는 모든 성적 행위
재정적 학대	노인의 자산을 동의 없이 사용하거나 부당하게 착취하여 이용하는 행위 및 노동에 대한 합당한 보상을 제공하지 않는 행위
방임	부양 의무자로서의 책임이나 의무를 이행하지 않거나 포기하여 노인에게 의식주 및 의료를 제공하지 않는 행위, 보호자, 또는 부양 의무자가 노인을 버리는 유기 행위 등.
자기 방임	노인 스스로 최소한의 자기보호 행위(의식주 제공 및 의료처치 등)를 의도적으로 포기 또는 관리하지 않는 행위

출처: 국민건강보험, 2017

어르신 중 1명은 지금 우리 주변 어딘가에서 학대로 고통을 받고 있다. 노인 학대를 목격하거나 의심될 때, 전화: 1577-1389(1년 365일 빨리 구해 주세요)로 신고한다. 짧은 전화 한 통이 학대로 고통받는 어르신에게 새로운 삶의 시작이 될 수도 있다.

* 유의할 점도 있다. 치매 어르신들이 기억력이 없어서 방금 식사를 하시고도 까먹고 밥도 안 준다고 하기도 한다. 또한, 작화증(허담증, 공화증: 사실 근거가 없는 일을 말하는 치매 증상)으로 없는 말도 지어내는 경우가 있으므로 치매 어르신 말만 믿고 보호자나 돌보는 사람을 의심하는 일은 없는지도 잘 살펴서 선의의 피해자가 없도록 하여야 한다.

4. 돌봄 원칙

치매를 진단받은 어르신은 치매 유형이나 치매 진행 정도에 따라 다양한 증상과 능력을 가지고 있다. 앞에서 알아본 바와 같이 어르신의 인권과 생명의 존엄권, 또한 효심(孝心)에 따라 치매 가족(치매 예방 지도사)은 치매 어르신의 상태에 따라 따뜻한 돌봄을 해야 한다. 돌봄 원칙은 다음과 같다.

(1) 치매 어르신의 존엄성·자기결정을 존중해드린다. 어르신의 권리를 침해해서는 안 된다

돌봄은 기본적으로 치매 어르신이 원하는 생활을 지원하는 것이다. 어르신이 바라는 생활이 현재의 상황과 맞지 않더라도 가능하면 본인의 의향에 맞춰 지원하도록 한다. 치매 어르신은 자기가 바라는 것을 표현하기 어려울 수 있으므로 가능하면 치매 초기에 어르신의 의향을 잘 파악해두는 것이 좋다. 그 본인의 의사와 가족의 의견을 종합하되 최대한 치매 어르신 본인의 의견을 수렴해서 판단한다. 또한, 제공하는 지원과 돌봄이 어르신의 권리를 침해하는 것이 아닌지도 늘 염두에 두어야 한다.

(2) 사회적 교류와 개인의 프라이버시를 존중하는 돌봄이 필요하다

사람에게는 타인과의 교류가 필요하다. 하지만 동시에 다른 사람에게 간섭받지 않는 자신만의 시간과 공간이 있어야 한다. 이것은 치매가 있든 없든 사람이라면 누구나 바라는 것이다. 재택 돌봄은 사회적 교류가 부족해 고독에 빠지기 쉬운 반면, 시설에서 돌보는 것은 개인의 개별성이나 자유가 존중되지 않는 경향이 있다. 따라서 사회적 교류와 프라이버시, 이 두 가지 모두 보장되는 생활환경을 만들어 주는 것이 필요하다.

(3) 어르신의 남아 있는 능력을 활용하도록 한다

치매 어르신의 능력은 계속 다양한 영역에서 감소하지만 가능한 한 남아 있는 능력을 자주 사용하게 해야 한다. 그래야 능력이 감소되는 것을 지연시킬 수도, 호전시킬 수도 있다. 어르신의 능력을 잘 파악하여 능력에 맞추어 적절하게 치매 어르신에게 도와달라고 도움을 요청하여 어르신의 능력을 활용할 수 있도록 한다.

(4) 돌보는 가족의 건강도 중요하다

치매 어르신을 돌보는 치매 가족(치매 예방 지도사)은 많은 에너지가

필요하다. 따라서 돌보는 가족들도 건강해야 하고 과로하지 않게 해야 한다. 어르신을 돌보는 분이 가족인 경우에는 치매 어르신을 혼자 돌보기보다는 가족 간에 분담해서 하는 것이 좋다. 가족의 돌봄이 어려우면 전문 간병인의 도움을 이용하는 것이 좋다. 이때 가족들은 돌보시는 분을 도와주려는 자세를 가지고 따뜻하게 대해야 한다.

(5) 어르신의 자존감도 존중해 준다

치매 어르신이 문제 행동을 하면 돌보는 사람이 어르신을 함부로 대하거나 어린아이 취급하는 경우가 있다. 그러면 치매 어르신이 자존감이 상해 더 나쁜 문제행동을 하는 경우가 많다. 돌보는 사람도 함부로 대하는 것에 대해 죄의식에 빠질 수도 있다. 치매 어르신의 문제행동은 사람이 나빠서가 아니라 질병에 의한 증상이라고 생각해야 한다. 항상 인간생명의 존엄함을 잊지 말고 치매 어르신의 자존감을 세워주도록 한다.

(6) 어르신의 능력을 고려하여 대화를 해야 한다

치매 어르신은 인지 기능이 저하되면서 다른 사람의 말을 이해하는 능력도 떨어지고 표현하는 능력도 떨어진다. 그러므로 이러한 어르신의 상태를 고려하여 인내심을 가지고 어르신의 입장에서 말을 들어주고 말을 알아듣기 쉽게 해야 한다.

  치매 어르신에게 말할 때는 쉽고 간략하게 해야 하며, 어르신 앞에서 두 눈을 마주 바라보면서 한 번에 하나의 내용을 간단하고 쉽게 여러 번 반복해서 말하는 것이 좋다. 돌보는 사람이 큰 소리를 지르면 환자가 당황하고 흥분하게 되어 오히려 더 이해력이 떨어지니 조심하여야 한다.

(7) 식사에 도움을 주어야 한다

  치매 어르신의 능력에 따라 스스로 식사를 할 때는 문제가 되지 않지만, 점차 혼자 식사하기 어려울 때는 떠먹여주는 등의 도움을 주어야 한다. 씹지 못하거나 삼키기 어려우면 튜브(경관식)로 식사를 공급해야 하는 경우도 있다. 뇌에 손상을 입어 삼킴 기능이 기능하지 않아 잘 삼키지 못하는데 억지로 먹이면 음식이 기도로 들어가 폐렴에 이를 수도 있어 전문의사의 지시를 따르는 것이 좋다.

(8) 목욕은 치매 어르신이 원하는 방법으로 한다

  치매 어르신을 목욕시키려면 거부하거나 자기가 원하는 방법으로 하려고 한다. 이때 강제로 하면 목욕을 거부하기 때문에 가능한 한 치매 어르신이 기분이 좋을 때 하는 것이 좋다. 목욕은 어르신이 원하는 방법으로 해 주는 것이 좋다. 목욕을 싫어하는 이유를 잘 살피면 관절염이 심해서 통증 때문인 경우도 있다. 원인을 잘 살펴 해결해 주는 것이 필요하다.

목욕을 시킬 때는 플라스틱 의자를 욕조 안에 놓고 앉히거나 변기 위에 어르신을 앉힌 후에 샤워를 시키는 것이 편리하다. 샴푸나 비누칠을 하고 몸을 씻을 때, 로션이 바닥에 떨어졌을 때, 바닥이 미끄러워 낙상하기 쉬우니 주의해야 한다.

5. 문제행동 대처법

치매 어르신이 집안에 생기게 되면 그 자체로도 온 가족들에게는 큰 충격이 된다. 그렇게 충격에 빠져있는 가족들에게 치매 어르신이 생각지도 못한 문제 행동들, 치매의 다양한 증상들이 나타나게 되면 온 가족은 당황하게 되고 패닉 상태에 빠지기도 한다. 이때는 치매에 대한 공부가 필요하고 전문가의 말을 잘 듣고 대처를 하여야 한다. 치매 어르신을 정상적인 상태로 보고 감정적으로 대하면 안 된다. 병에 걸렸다는 것을 꼭 명심하고 병자라 생각하고 문제행동들을 차분하게 대하고 현명하고 지혜롭게 대처하여야 한다. '치매 걸린 어르신들은 그러고 싶어서 그러겠는가?'라는 긍휼한 마음을 가져야 한다. 치매 가족은 치매 어르신을 대할 때 따뜻한 스킨십, 다정한 말, 사랑스러운 눈길을 주면서 대하여야 한다. 그러면 어르신도 순한 양이 되어 착한 치매가 된다.

(1) 기억력이 감퇴한 경우
- 메모 등을 이용해서 적어두게 한다.
- 시계, 달력을 걸어두고 자꾸 인식시킨다.
- 수시로 일상생활에 대한 기억을 질문해서 기억나게 한다.

- 외출할 때는 연락처가 적힌 명찰을 옷에 붙여 주거나 신원확인 팔찌를 착용하게 한다.

(2) 언어와 의사소통 장애가 나타난 경우
- 같이 책을 읽는다.
- 보호자와 함께 단어 찾는 훈련을 한다.
- 잊어버린 단어는 뜻을 알려주고 사용하게 한다.
- 치매 어르신 수준에 맞추어 간단하고 단순한 언어로 소통한다.

(3) 운동기능 장애가 나타난 경우
- 스트레칭 같은 근육이완운동을 시킨다.
- 산보하기 같은 유산소운동을 지속해서 한다.
- 손을 자주 세밀하게 쓰는 취미거리를 주어서 뇌의 운동신경에 자극을 준다. 예를 들면 여성 어르신 경우, 뜨게질이라든지, 실로 손에 걸고 놀이하는 것을 한다든지 하면 좋겠다. 요즈음 아이들뿐만 아니라 젊은이와 어르신들도 손에 만지작거리며 좋아하는 액체 괴물, 슬라임이 인기다. 슬라임을 주고 손으로 만지며 지내시게 해도 좋겠다.

(4) 비명을 지르거나 고함치는 경우
- 소리치면 안 되는 이유를 설명해준다.

- 다음부터는 그러지 않도록 주의를 환기시켜본다.
- 손을 잡아 주면서 다정히 대해준다.

(5) 반복 행동이 나타난 경우
- 반복 행동을 한다는 것은 환자의 요구 사항이 있다는 것을 표현하는 것이기에 빠르게 해결해주어 짜증이나 화를 내지 않도록 한다.
- 반복 행동의 원인이 무엇인지를 알아서 해결해준다.
- 원인을 해결해주기 어려울 때는 대화로 어려운 이유를 설명하고 설득한다.

(6) 공격적이거나 난폭한 행동이 나타난 경우
- 치매 어르신에게 공격적이거나 난폭한 행동이 나타나면 거부 의사의 표현일 수도 있기 때문에 먼저 돌보는 편에서 무리한 요구가 없었는지를 살펴본다. 원인을 알면 해결책도 보일 것이다.
- 아무 이유 없이 공격적이거나 난폭한 행동이 나타나면 상황에 대한 잘못된 이해와 판단 때문이므로 그렇게 해서는 안 되는 이유를 설명해준다. 그 상황에서 벗어나도록 관심을 다른 데 돌리도록 유도하는 것도 좋은 방법이다.

(7) 실금·실변 증상이 나타난 경우
- 환자가 대소변 실수를 한 것에 대해 나무라지 않도록 한다.

- 수분과 섭취하는 음식물의 질과 양을 조절하여 실금·실변을 줄여야 한다.
- 취침 2시간 전을 제외하고 낮 동안에는 충분한 수분을 섭취하게 하는 것이 실금·실변을 줄이는 방법이고, 방광의 건강 유지에도 유익하다.
- 식사나 간식을 먹고 나면 30분 후에는 반드시 화장실로 모시고 가서 배뇨와 배변을 하는 습관을 길러준다.
- 실금·실변 증상의 통제가 어려운 경우에는 기저귀를 사용한다.
- 실금·실변 증상이 심한 경우에는 비뇨기적 검사나 부인과 검사를 받도록 한다.
- 화장실을 찾지 못하여 실금이 있다면 화장실 문을 항상 열어두는 것이 좋다.

(8) 기타의 경우

- 밤이 되면 상태가 더욱 나빠지는 경향이 있는데 그럴 때는 밤에 약한 불을 켜놓는다.
- 치매 어르신이 의존적인 행동을 하면 관심을 가져준다. 예를 들어, 옷을 갈아입을 때 옷을 어르신의 눈앞에 순서대로 늘어놓고 어르신에게 옷을 입어야 한다는 것으로 이해시키며 어르신 스스로 옷을 입을 수 있도록 도와준다.
- 치매 어르신이 초조해하거나 불안해하면 관심을 끌 만한 것을 제공하여 주의를 다른 데로 돌려 평상심을 찾도록 돕는다.

6. 주변 환경관리

치매가 심해질수록 판단력과 신체기능이 현저하게 떨어지기 때문에 환자를 보호하기 위해서 다음과 같은 치매 어르신 주변의 환경을 관리하며 돌보는 것이 필요하다.

(1) 집안과 부엌의 안전을 점검한다
- 환자가 다니는 길의 환경을 단순하게 한다.
- 환자가 다칠 수 있거나, 공격적인 행동을 할 때 사용할 수 있는 위험한 물건은 치운다.
- 층계에는 잡기 쉬운 손잡이나 난간을 만들도록 한다.
- 층계 끝이 잘 보이도록 색 테이프를 붙인다.
- 환자가 이동하는 길에는 넘어질 수 있는 장애물을 제거한다.
- 애완동물은 키우지 않는 것이 좋다.
- 음식물을 잘 보관하여 환자가 마음대로 음식을 먹지 않도록 한다.
- 부엌의 가스관은 꼭 안전하게 잠근다.
- 가구 이동이나 이사 같은 환경변화는 환자를 불안하게 하기 때문에 가능한 한, 환경변화를 줄여야 한다.

* 자극적인 TV 화면은 환자에게 공포감이나 환상을 만들어내기 때문에 주의해야 한다.

(2) 환자와 관련된 물건을 관리한다

- 환자는 자신의 소중한 물건을 자주 잊어버리므로 환자만의 전용상자를 만들어주어 잊어버리지 않도록 한다.
- 환자가 물건을 감추는 경우 집안의 물건을 간소화하여 쉽게 다시 찾을 수 있도록 한다.
- 환자가 중요한 것이나 귀중품을 휴지통에 버릴 때도 있으니, 휴지통을 비울 때는 반드시 내용물을 확인하고 중요한 물건은 잘 보관해둔다.
- 하수구에 귀중품을 버리는 경우가 있으므로 배수관에 망을 씌워둔다.

(3) 안전사고 및 위급한 경우에 대비한다

- 기본적인 응급처치 방법을 알아둔다.
- 응급처치에 필요한 약품을 미리 준비해둔다.
- 긴급연락처(치매 상담자, 병원, 치매센터, 소방서, 경찰서 등)를 알아둔다.
- 도움을 청할 수 있는 가까운 가족, 친척, 이웃, 친구 등 연락처를 알아둔다.

(4) 기타 주의 사항들

- 주위에 치매에 대한 비전문가의 말에 현혹되어서는 안 된다. 중요한 사안이거나 어려운 문제가 생기면 꼭 담당 의사나 간호사와 상의하여야

한다.
- 환자가 실수하거나 잘못하는 경우에도 화를 내지 않는다.
- 환자에게 칭찬을 해주고 친절하게 대한다.
- 환자가 수치스러운 이상 행동을 했을 때 나무라지 말고 환자로서 봐주어야 한다.
- 가족이 환자와 질병에 대한 느낌을 표현하도록 하고 정서적 지지를 해준다. 될 수 있으면 다정하게 손도 잡아주고 안아도 주고 피부 터치를 해주는 것이 환자에게 안심을 준다.
- 치매 어르신 앞에서는 말도 조심해야 한다. 못 알아들을 것이라고 함부로 말해서는 안 된다. 또 어르신이 주무시는 동안이라도 부정적인 말, 예를 들면 치매는 고치지 못하고 나아지지 않는다는 등의 말을 조심해야 한다. 오히려 청각이 예민해서 잘 들을 수도 있다. 듣고 더 우울증과 절망에 빠질 수가 있다.
- 소그룹 활동(가족 모임), 치매 환자를 위한 복지관이나 시설 등의 정보를 알고 최대한 이용한다.

PART 9

치매는 극복될 수 있을 것인가?

치매는 전 인류에게 가장 큰 숙제요, 극복해야 할 과제이다. 선진국들은 이 문제를 해결하기 위하여 나라별로 엄청난 투자를 하며 치매라는 숙제를 풀려고 애쓰고 있다. 그리고 선진국들이 의기투합하여 연합해서 치매 예방과 치료를 위해서 노력한 결실이 2013년 12월 영국에서 주요 7개국이 모인 'G7치매정상회담(G7 Dementia Summit)'이다. 미국, 영국, 프랑스, 독일, 일본, 이탈리아, 캐나다 7개국이다. 'G7치매정상회담'은 성명을 통해 2025년까지 치매 치료제를 공동 개발하자는 의견에 합의하였다. 치매 연구를 위한 국가적 차원의 투자 전략이 필요하다는 데 동의했다. 7개국뿐만 아니라, 2014년에는 OECD(경제협력개발기구)까지 치매를 극복하자는 일에 연합하여 나섰다. 2014년 11월 일본 동경에서 개최된 'OECD G7 치매정상회담 유산을 이어받는 회의(G7 Dementia Legacy Meeting)'에서 '10대 핵심 치매 정책'을 제시하였다. 이는 서비스 제공자 중심에서 서비스를 받는 수요인인 치매 환자들을 중심으로 정책을 세운 것이 핵심이다. 예방에서부터 생애 말기까지 치매 환자 중심의 정책을 세웠다. 이를 요약하면 다음과 같다.

1) 치매 발병 위험 최소화 → 첫 증상 출현 → 2) 진단(염려스런 증상이 있는 사람에게 즉각적 치매 진단 제공) → 치매 초기(비공식 조호를 받으며

지역사회에 거주) → 3) 치매 환자에게 안전하고 수용적인 지역사회 조성, 4) 치매에 걸린 친구나 친척을 돌보려 하는 이들에 대한 지원 → 중증 치매(공식 조호와 특수시설 서비스에 대한 요구 증가) →

5) 치매 환자에게 안전하고 적절한 환경, 6) 양질의 안전한 공적 돌봄 서비스, 7) 치매를 인지하고 효율적으로 관리할 수 있는 보건기관 → 생애 말기(치매 환자에 대한 생애 말기 돌봄이 초래하는 특수한 난관들) → 〈8) 원하는 곳에서 품위 있게 임종할 수 있는 치매 환자의 권리〉→ 조호 조정과 기술의 역할 → 9) 집 근처에서 이용할 수 있는 조정되고 능동적인 돌봄, 10) 기술을 통한 돌봄 지원 실현 등이다.

여기에서 눈에 띄는 점은 〈〈치매 말기·생애 말기에〉 8) 원하는 곳(주로 자기 집)에서 품위 있게 임종을 맞이할 수 있는 치매 환자의 권리〉를 말하고 있는 부분이다. 앞으로 우리나라도 치매란 무엇인가라는 차원을 넘어서, 치매 말기에 어떻게 품위 있게 죽음을 맞이할 것인가에 대한 한 차원 높은 고민이 필요하게 될 것이라고 본다.

최근에 저렴한 혈액 검사로 알츠하이머병을 조기 진단하는 길이 열렸다. 일본 국립장수의료연구센터 가쓰히코 야나기사 박사 연구진은 60~90세 일본인 121명과 호주인 252명의 혈액을 채취해 베타 아밀로이드 단백질의 양을 측정해 알츠하이머병을 일으키는 베타 아밀로이드 단백질이 뇌에 얼마나 축적됐는지 90% 이상의 정확도로 진단하는 데 성공했다. 한 번 진단에 사용된 혈액도 0.5cc씩 정도밖에 되지 않았다. 검사비도 3만 원 정도로 저렴하다. 이 연구결과는 2018년 1월 31일 국제 학술지 『네이처』에 실렸다(양승조, 2018, pp.111~112). 이러한 연구 결과는 치매 극복에 커다란 도움이 될 것이다.

2017년 4월 역시 『네이처』 지(誌)에는 젊은 인간의 혈장에서 발견된 단백질이 늙은 쥐의 뇌 기능을 향상시킨다는 미국 스탠퍼드대 연구진의 논문을 게재했다. 신생아의 제대혈(태반과 탯줄에 있는 혈액)에서 분리해낸 혈장(혈액 속의 유형성분인 적혈구, 백혈구, 혈소판 등을 제외한 액체성분으로 담황색을 띠는 중성의 액체)을 늙어서 죽기 직전의 쥐의 정맥에 주입한 결과 늙은 쥐가 젊음의 활력을 찾고 학습 능력이 향상됐다. 이 혈장 속에 들어 있는 단백질 'TIMP2'가 기억을 관장하는 '해마' 영역에서 시냅스 형성을 증가시키는 역할을 한 것이다. 머지않아 젊은 사람들의 혈장을 모은 뒤 이를 나이 든 어르신 정맥에 주입하면 알츠하이머와 같은 뇌질환을 막을 수 있는 길이 열리게 된다는 것을 의미하는 것이다(MBN TV 『황금알』'70대가 20대가 될 수 있다」 출연한 줄기세포전문가 김윤배 박사도 비슷한 증언).

이처럼 지금 인류는 제4차 산업혁명의 이 같은 연구결과들을 토대로 노화와 치매를 극복하고, 인간의 수명을 150세까지 끌어올리는 도전에 나섰다. 과학기술의 힘으로 치매는 물론이고, 노화의 원인을 규명해 150세 시대를 열겠다는 구상이다.

특히, 세계적인 기업들도 이 인류의 공동 과제인 치매 극복을 위해 애쓰고 있다. 구글의 헬스케어 자회사 '칼리코'와 다국적 제약회사 '에브비'는 2015년 15억 달러(약 1조 5,600억 원)를 공동으로 투자해 캘리포니아에 노화 방지 연구기관을 설립했다. 2013년 설립된 구글의 자회사 칼리코는 '죽음 해결'이 사업 목표이다. 구글 창업자 세르게이 브린이 만든 칼리코는 노화의 원인을 찾아내 인간의 수명을 500세까지 연장하려는 목표를 갖고 있다. 두 회사는 노화를 일으키는 세포를 탐지해 세포가 늙는 것을 막는 치료제 개발을 목표로 하고 있다. 나아가 인공지능(AI)이 환자정보를 정밀하게 학습해 환자 개인별 특성에 맞는 치료제를 제시하는 방법을 연구하고 있다 (양승조, pp.107~108).

『세바시(세상을 바꾸는 시간, TV 프로그램)』 830회에 출연해 2017년 10월 28일에 유튜브에 게시된 김창경 한양대 과학기술정책학과 교수의 강연에 따르면, "치매 환자 중에 약 70%에 해당하는 알츠하이머병을 일으키는 유전자를 편집해서 알츠하이머병을 미연에 방지하는 기술이 미국 독일 등 선진국에서는 벌써 개발되고 있다."고 한다. 이는 치매를 일으키는 유전자 부분을 제거해 치매를 극복하려는 시도이다. 이러한 기술의 개발로 인해 만약 치매가 극복되어 사라진다면, 모든 치매 관련 책을 비롯하여 이 책조차 필요가 없을 것이다. 치매가 극복된다면 이 책과 치매 의료진, 치매 예방 지도사라는 직업이 없어지더라도 우리 모두는 쌍수를 들며 행복해할 것이다.

인간의 수명을 늘리는 것은 생명공학의 발달 때문만은 아니다. 나노 기술과 로봇 공학의 발전도 인간을 불멸의 삶으로 이끌고 있다. 눈에 보이지 않을 정도로 작은 나노 로봇을 몸속에 삽입해 암세포 등을 죽이는 방식의 치료법이 연구되고 있다. 더불어 인공 장기와 배아 복제를 활용해 신체기관 이식이 활성화되면 머지않아 인류는 질병과 노화를 정복할 수 있다는 예상이다(양승조, p.109). 미래세계에서 치매는 정복될 것이라는 희망을 갖게 된다. (물론 거기에 따르는 윤리적, 종교적 논란은 별도의 문제이다.)

그러나 아직 치매 치료약이나 완전 치료법이 개발되진 않은 시점, 현재를 사는 우리에게 치매 예방과 치료를 위해 우리가 할 일을 무엇인가?

　서울의대 서유헌 명예교수의 말에 따르면, 결론적으로 치매는 미리미리 예방하는 것이 중요하다며 세 가지를 지적한다. 첫째, 경증-중증도 치매 치료는 너무 늦을 수 있다. 치매인 경우 뇌세포의 60%는 이미 파괴된 상태라 되돌리기가 쉽지 않다고 한다(김철수, 2017, p.73). 둘째, 따라서 치매 치료는 병의 아주 초기에 해야 한다. 셋째, 치매 치료보다 더 나아가 치매 예방에 초점이 맞추어져야 한다. 즉, 조기 진단기술개발을 통해 예방 및 조기 치료에 초점을 맞추어야 치매에 올바르게 대응하는 방법이라는 것이다(서유헌, p.6). 치매가 완전 치료로 극복되지 않은 이 시대를 사는 나와 여러분은 동의할 수밖에 없을 것이다. 치매 예방이 현시점에서는 최선책이다.

　운동을 열심히 하는 것이 중요하다. 치매 예방체조, 치매 예방·치료 프로그램, 치매 예방 인지 향상활동 학습지 공부 등을 하는 것은 치매 예방의 가장 효과적인 방법이다.

　그리고, 이 책 5장에 나온 것처럼 치매 예방과 치료에 도움이 되는 음식섭취와 생활습관들을 잘 실천하여 치매 예방을 위해 노력하는 것만이 현재로서는 최선의 해결책이다.

　두뇌는 사용하지 않으면 쇠퇴하므로 끊임없이 새로운 것을 배우는 것도 인지 기능을 떨어뜨리지 않는 것이 치매 예방의 좋은 방법이다. 새로운 기술, 스포츠, 취미 활동 등 무엇이라도 좋다. 읽고 쓰기를 열심히 해도 치매를 예방할 수 있다고 한다. 우리는 치매 예방을 위하여 새로운 것에 대한 진취적인 도전이 필요하다. 이미 우리가 알듯이 자극만 반복하고 새로운 것을 배우지 않으면 신경전달 통로망인 시냅스가 퇴화되어 없어지기 때문이다(양승조, p. 112).

　이 시대를 사는 우리들에게 치매는 현재까지 수수께끼였다. 이 책을 읽고 미리미리 준비하면 예방할 수 있다는 것을 안 것만 해도 치매 극복의 절반은 넘어선 거다. 치매는 예방할 수 있다는 것을 알았으니, 현재에서도 치매는 극복될 수 있다는 희망을 가져도 좋다. 아직 치매를 고치는 완전한 치료법이 개발되지 않은 이때에는 치매 예방법이 치매를 해결하는 해결책이 아니겠는가! 그러다 보면 우리 시대에 완전한 치매 정복 치료법이 개발되지 않으리라고 누가 장담할 수 있겠는가! 치매 예방활동을 하며 희망을 갖고 행복하게 웃으며 살자!

　치매 징후 조기에 약물 치료하면 8년 후 요양시설 입소율(중증 치매자들)이 70%나 감소한다고 앞에서 밝혔다. 그렇다면 아예 치매 징후 전, 일찍부터 미리 치매 예방 활동을 하면 중증 치매의 대부분을 막을 수 있다고 예상할 수 있다. 중증 치매 환자 한 명에게 들어가는 비용은 연간 3천만 원 정도가 된다. 엄청난 비용이다. 이는 우리나라 보통 직장인이 직장에서 1년 동안 버는 연봉에 가깝다. 내가 치매를 예방하여 치매에 걸리지 않으면 조국 대한민국에 1년에 3천만 원씩을 벌어주는 것이다. 치매에 걸리지 않은 건강한 나 또한 일해서 돈을 벌고 있다면, 두 사람의 연봉 5천만~1억 원(?)을 혼자 버는 셈이다. 가족이나 조국 대한민국은 노년에 치매 걸리지 않은 건강한 내게 절을 하며 고마워해야 한다. 이렇듯 치매 예방 활동은 투자 대비 수익성이 엄청나다. 더구나 돈으로는 환산할 수 없는 부분이 있다. 치매 예방 활동은 바로 인간의 존엄성을 지키며 가족에게 베풀며 노년을 유익하고 품위 있게 살게 한다. 노년을 건강하고 행복하게 지내게 한다. 이러한 엄청난 유익을 생각한다면, 치매 예방 활동을 하지 말라고 해도 할 수밖에 없을 것이다.

이 시간 이 책 처음, 에피소드 마지막에 물었던 질문을 독자에게 묻겠다. "치매는 부끄러운 죄의 결과로 오는 형벌인가?, 아닌가?" 치매에 대해서 잘 알지도 못한 상태에서 이런 이야기들이 나오면 혼란스럽기 마련이다. 나도 치매에 대해 알기 전에는 '치매는 부끄러운 죄의 결과로 오는 형벌인가?, 아닌가?' 누가 내게 그렇게 물었다면, 정확한 대답을 할 수 없었다.

평생 신앙 생활하며 착하게 살아오신 장인어른이 치매에 걸렸을 때, '치매는 부끄러운 죄의 결과로 오는 형벌인가? 아닌가?'라는 질문은 감히 꿈에도 생각하지 못했다. 그저 사랑하는 가족이 몹쓸 병에 들어서 안타까웠을 뿐이다. 치매 어르신을 모신 가족 누구라도 다 그렇게 생각할 것이다. 그런데 치매에 대해 이런저런 말을 하는 사람이 주위에 생기고 논쟁이 되었을 때는, 정확한 논리적 대응이 필요하게 된다. 아마 이 책을 읽으면서 저절로 알게 되었을 것이라 생각하지만, 차라리 그런 논쟁 대신 치매에 대해서 더 자세히 알려고 하는 노력이 필요하다고 본다. 치매에 대해 배워서 많이 알게 된다면 저절로 답이 떠오를 것이다.

이 책을 읽은 분들에게 묻는다. "치매는 부끄러운 죄의 결과로 오는 형벌인가? 아닌가?" 이 책을 읽은 분들은 이렇게 답할 것이다. '치매는 걸리지 말아야 할 두려운 병인 것은 분명하다. 그러나 죄의 결과로 오는 부끄러운 병은 결코 아니다. 치매 어르신은 단지 뇌손상으로 오는 몹쓸 질병에 걸렸을 뿐이다.' 물론 치매가 음주, 흡연, 폭력,

난잡한 성생활 등등, 잘못된 습관과 행동으로 올 수도 있다. 그런 특별한 경우에는, 인과관계와 윤리문제를 살펴볼 수도 있다는 것까지 부인할 생각은 없다. 단지, 치매가 뇌손상으로 인해 오는 질병임을 안다는 것이 중요하다는 것이다.

최근 보고에 따르면 95~100세쯤 되면, 대부분 거의 다 치매에 걸린다고 보아야 한다. 그 연세에는 거의 다 치매 증세가 있다. 그렇다면 그 연세에 치매에 들었다면 재앙이나 징벌이 아니다. 그냥 수많은 사람이 걸리는 질병일 뿐이다. 물론 그 이전 나이에 치매에 걸렸다고 하더라도 마찬가지다. 보통사람들이 가는 길이다. 미리 예방하고 치료 받아 안 걸리셨으면 정말 좋았을 그런 병일 뿐이다.

따라서 치매 어르신을 모신 가족들은 치매 가족인 것을 담담하게 받아들여야 한다. 사랑하는 가족인 치매 어르신을 지금까지도 그랬듯이 변함없는 사랑으로 따뜻하게 대하자. 그리고 어르신이 끝까지 존귀하게 대우받다가 하늘나라에 가시도록 애쓰자. 그러면 어르신이 예쁜 치매, 존귀한 치매가 되면서 온 가족에게도 큰 위로가 될 것이다. 치매 어르신과 가족이 상생하는 아름다운 치매 가족이 되시길 기도한다. 이 책을 다 읽고 나면 바로 이런 생각의 변화가 있게 될 것이다.

🔍 2018년도 10월 현재 최근 개정된 치매관리법, 치매관리법 시행령, 치매관리법 시행규칙과 노인복지법을 차례로 실었다.

PART 10

치매 관련 법령들

1. 치매관리법

[시행 2018.12.13.] [법률 제15649호, 2018.06.12. 일부 개정]

제1장 총칙

제1조(목적)

이 법은 치매의 예방, 치매 환자에 대한 보호와 지원 및 치매 퇴치를 위한 연구 등에 관한 정책을 종합적으로 수립·시행함으로써 치매로 인한 개인적 고통과 피해 및 사회적 부담을 줄이고 국민건강증진에 이바지함을 목적으로 한다.

제2조(정의)

이 법에서 사용하는 용어의 뜻은 다음과 같다.
1) '치매'란 퇴행성 뇌질환 또는 뇌혈관계 질환 등으로 인하여 기억력, 언어능력, 지남력(指南力), 판단력 및 수행능력 등의 기능이 저하됨으로써 일상생활에서 지장을 초래하는 후천적인 다발성 장애를 말한다.

2) '치매 환자'란 치매로 인한 임상적 특징이 나타나는 사람으로서 의사 또는 한의사로부터 치매로 진단받은 사람을 말한다.
3) '치매 관리'란 치매의 예방과 치매 환자에 대한 보호·지원 및 치매에 관한 조사·연구 등을 말한다.

제3조(국가 등의 의무)

① 국가와 지방자치단체는 치매관리에 관한 사업(이하 '치매관리 사업'이라 한다.)을 시행하고 지원함으로써 치매를 예방하고 치매 환자에게 적절한 의료서비스가 제공될 수 있도록 적극적으로 노력해야 한다.

② 국가와 지방자치단체는 치매 환자를 돌보는 가족의 부담을 완화하기 위하여 노력하여야 한다.

③ 국가와 지방자치단체는 치매와 치매 예방에 관한 국민의 이해를 높이기 위하여 교육·홍보 등 필요한 시책을 마련하여 시행하여야 한다.

④ 「의료법」에 따른 의료인, 의료기관의 장 및 의료업무 종사자는 국가와 지방자치단체가 실시하는 치매관리 사업에 적극적으로 협조하여야 한다.

제4조(다른 법률과의 관계)

치매관리 및 치매 환자에 대한 지원에 관하여는 다른 법률에 특별한 규정이 있는 경우를 제외하고는 이 법에서 정하는 바에 따른다.

제5조(치매극복의 날)

① 치매관리의 중요성을 널리 알리고 치매를 극복하기 위한 범국민적 공감대를 형성하기 위하여 매년 9월 21일을 '치매극복의 날'로 한다.

② 국가와 지방자치단체는 치매극복의 날 취지에 부합하는 행사와 교육·홍보 사업을 시행하여야 한다.

제2장 치매관리 종합계획의 수립·시행 등

제6조(치매관리 종합계획의 수립 등)

① 보건복지부장관은 제7조에 따른 국가치매관리위원회의 심의를 거쳐 치매관리에 관한 종합계획(이하 '종합계획'이라 한다.)을 5년마다 수립하여야 한다. 종합계획 중 대통령령으로 정하는 중요한 사항을 변경하는 경우에도 또한 같다.

② 종합계획에는 다음 각 호의 사항이 포함되어야 한다.

   1) 치매의 예방·관리를 위한 기본시책

   2) 치매 검진 사업의 추진계획 및 추진방법

   3) 치매 환자의 치료·보호 및 관리

   4) 치매에 관한 홍보·교육

   5) 치매에 관한 조사·연구 및 개발

   6) 치매관리에 필요한 전문인력의 육성

   7) 치매 환자가족에 대한 지원

   8) 그 밖에 치매관리에 필요한 사항

③ 보건복지부장관은 확정된 종합계획을 관계 중앙행정기관의 장, 특별시장·광역시장·도지사·특별자치도지사(이하 '시·도지사'라 한다.) 및 시장·군수·구청장(자치구의 구청장을 말한다. 이하 같다.)에게 통보하여야

한다.

④ 관계 중앙행정기관의 장, 시·도지사 및 시장·군수·구청장은 종합계획에 따라 매년 치매관리에 관한 시행계획(이하 '시행계획'이라 한다.)을 수립·시행 및 평가하여야 한다.

⑤ 보건복지부장관, 관계 중앙행정기관의 장, 시·도지사 및 시장·군수·구청장은 종합계획 또는 시행계획을 수립·시행하기 위하여 필요한 경우에는 관계 기관·단체·시설 등에 자료제공 및 업무협조를 요청할 수 있다. 이 경우 협조 요청을 받은 관계 기관 등은 특별한 사유가 없는 한 이에 따라야 한다.

⑥ 종합계획의 수립과 시행계획의 수립·시행 및 평가에 필요한 사항은 대통령령으로 정한다.

제7조(국가치매관리위원회)

보건복지부장관은 종합계획 수립 및 치매관리에 관한 중요 사항을 심의하기 위하여 보건복지부장관 소속으로 국가치매관리위원회(이하 '위원회'라 한다.)를 둔다.

제8조(위원회의 구성)

① 위원회는 위원장 1명을 포함한 15명 이내의 위원으로 구성한다.
② 위원장은 보건복지부차관이 된다.
③ 위원은 치매에 관한 학식과 경험이 풍부한 사람 중에서 보건복

지부장관이 임명 또는 위촉한다.

④ 그 밖에 위원회의 구성·조직 및 운영에 필요한 사항은 대통령령으로 정한다.

제9조(위원회의 기능)

위원회는 다음 각 호의 사항을 심의한다.
    1) 국가치매관리 체계 및 제도의 발전에 관한 사항
    2) 종합계획의 수립 및 평가에 관한 사항
    3) 연도별 시행계획에 관한 사항
    4) 치매관리 사업의 예산에 관한 중요한 사항
    5) 그 밖에 치매관리 사업에 관한 중요한 사항으로서 위원장이 심의에 부치는 사항

제3장 치매연구사업 등

제10조(치매연구사업)

① 보건복지부장관은 치매의 예방과 진료기술의 발전을 위하여 치매 연구·개발 사업(이하 '치매연구사업'이라 한다.)을 시행한다.

② 치매연구사업에는 다음 각 호의 사항이 포함되어야 한다.

    1) 치매 환자의 관리에 관한 표준지침의 연구

    2) 치매 관련 의료 및 복지서비스에 관한 연구

    3) 그 밖에 보건복지부령으로 정하는 사업

③ 보건복지부장관은 치매연구사업을 추진할 때 학계·연구기관 및 산업체 간의 공동연구사업을 우선 지원하여야 한다.

④ 보건복지부장관은 치매연구사업에 관한 국제협력의 증진을 위하여 노력하고 선진기술의 도입을 위한 전문인력의 국외 파견 및 국내유치 등의 방안을 마련하여야 한다.

⑤ 보건복지부장관은 「의료법」 제3조 제2항에 따른 종합병원(이하 '종합병원'이라 한다.), 「사회복지사업법」 제2조 제3호에 따른 사회복지법인, 그 밖의 보건의료 및 복지 관련 단체로 하여금 치매연구사업을 실시하게 할 수 있다.

⑥ 치매연구사업 지원에 필요한 사항은 보건복지부령으로 정한다.

제11조(치매검진 사업)

① 보건복지부장관은 종합계획에 따라 치매를 조기에 발견하는 검진사업(이하 '치매검진 사업'이라 한다.)을 시행하여야 한다.

② 치매검진 사업의 범위, 대상자, 검진주기 등에 필요한 사항은 대통령령으로 정한다.

③ 치매의 검진 방법 및 절차 등에 필요한 사항은 보건복지부령으로 정한다.

④ 국가는 치매검진을 받는 사람 중 「의료급여법」에 따른 의료급여 수급자 및 대통령령으로 정하는 건강보험 가입자에 대하여 그 비용의 전부 또는 일부를 지원할 수 있다.

제12조(치매 환자의 의료비 지원사업)

① 국가와 지방자치단체는 치매 환자의 경제적 부담능력을 고려하여 치매 치료 및 진단에 드는 비용을 예산에서 지원할 수 있다.

② 제1항에 따른 의료비 지원의 대상·기준 및 방법 등에 필요한 사항은 대통령령으로 정한다.

제12조의 2(치매 환자의 가족지원 사업)

① 국가와 지방자치단체는 치매 환자의 가족을 위한 상담·교육 프로그램을 개발·보급하여야 한다.

② 제1항에 따른 상담·교육 프로그램의 개발·보급 및 지원 등에 필요한 사항은 보건복지부령으로 정한다.

제12조의 3(성년후견제 이용지원)

① 지방자치단체의 장은 치매 환자가 다음 각 호의 어느 하나에 해당하여 후견인을 선임할 필요가 있음에도 불구하고 자력으로 후견인을 선임하기 어렵다고 판단되는 경우에는 그를 위하여 「민법」에 따라 가정법원에 성년후견개시, 한정후견개시 또는 특정후견의 심판을 청구할 수 있다.

    1) 일상생활에서 의사를 결정할 능력이 충분하지 아니하거나 매우 부족하여 의사결정의 대리 또는 지원이 필요하다고 볼 만한 상당한 이유가 있는 경우

    2) 치매 환자의 권리를 적절하게 대변하여 줄 가족이 없는 경우

    3) 별도의 조치가 없으면 권리침해의 위험이 상당한 경우

② 지방자치단체의 장이 제1항에 따라 성년후견개시, 한정후견개시 또는 특정후견의 심판을 청구할 때에는 대통령령으로 정하는 요건을 갖춘 사람 또는 법인을 후견인 후보자로 하여 그 사람 또는 법인을 후견인으로 선임하여 줄 것을 함께 청구하여야 한다.

③ 지방자치단체의 장은 치매 환자의 치료·보호 및 관리와 관련된 기관·법인·단체의 장에게 제2항에 따른 후견인 후보자를 추천하여 줄 것을 의뢰할 수 있다.

④ 국가와 지방자치단체는 제1항 및 제2항에 따라 선임된 후견인의

후견 사무의 수행에 필요한 비용 일부를 예산의 범위에서 보건복지부령으로 정하는 바에 따라 지원할 수 있다.

⑤ 제1항부터 제4항까지의 규정에 따른 후견제 이용지원의 요건, 후견인 후보자의 자격 및 추천 절차, 후견인 후견사무에 필요한 비용 지원 등에 필요한 사항은 보건복지부령으로 정한다.

제13조(치매등록 통계사업)

보건복지부장관은 치매의 발생과 관리실태에 관한 자료를 지속적이고 체계적으로 수집·분석하여 통계를 산출하기 위한 등록·관리·조사 사업(이하'치매등록통계사업'이라 한다.)을 시행하여야 한다.

제14조(역학조사)

① 보건복지부장관은 치매 발생의 원인 규명 등을 위하여 필요하다고 인정하는 때에는 역학조사를 실시할 수 있다.

② 제1항에 따른 역학조사의 실시 시기·방법 및 내용 등에 필요한 사항은 보건복지부령으로 정한다.

제15조(자료제공의 협조 등)

① 보건복지부장관은 치매 환자를 진단·치료하는 의료인 또는 의료기관, 「국민건강보험법」에 따른 국민건강보험공단 및 건강보험심사

평가원, 관계 중앙행정기관의 장, 지방자치단체의 장, 공공기관의 장, 그 밖에 치매에 관한 사업을 하는 법인·단체에 대하여 보건복지부령으로 정하는 바에 따라 제13조의 치매등록 통계사업, 제14조의 역학조사에 필요한 자료의 제출이나 의견의 진술 등을 요구할 수 있다. 이 경우 자료의 제출 등을 요구받은 자는 특별한 사유가 없으면 이에 따라야 한다.

② 보건복지부장관이 제1항에 따라 요구할 수 있는 자료는 특정 개인을 알아볼 수 없는 형태의 자료에 한정한다.

제16조(중앙치매센터의 설치)

① 보건복지부장관은 치매관리에 관한 다음 각 호의 업무를 수행하게 하기 위하여 중앙치매센터를 설치·운영할 수 있다.

1) 치매연구사업에 대한 국내외의 추세 및 수요 예측
2) 치매연구사업 계획의 작성
3) 치매연구사업 과제의 공모·심의 및 선정
4) 치매연구사업 결과의 평가 및 활용
5) 삭제 〈2015.01.28.〉
6) 재가치매 환자관리사업에 관련된 교육·훈련 및 지원 업무
7) 치매관리에 관한 홍보
8) 치매와 관련된 정보·통계의 수집·분석 및 제공
9) 치매와 관련된 국내외 협력
10) 치매의 예방·진단 및 치료 등에 관한 신기술의 개발 및 보급

11) 그 밖에 치매와 관련하여 보건복지부장관이 필요하다고 인정하는 업무

② 보건복지부장관은 제1항에 따른 중앙치매센터의 설치·운영을 그 업무에 필요한 전문인력과 시설을 갖춘 「의료법」 제3조 제2항 제3호의 병원급 의료기관에 위탁할 수 있다.

③ 제1항에 따른 중앙치매센터의 설치·운영 및 제2항에 따른 위탁 등에 필요한 사항은 보건복지부령으로 정한다.

제16조의 2(광역치매센터의 설치)

① 시·도지사는 치매관리에 관한 다음 각 호의 업무를 수행하게 하기 위하여 보건복지부장관과 협의하여 광역치매센터를 설치·운영할 수 있다.

1) 치매관리 사업 계획
2) 치매 연구
3) 제17조에 따른 치매안심센터 및 「노인복지법」 제31조에 따른 노인복지시설 등에 대한 기술 지원
4) 치매 관련 시설·인프라 등 자원조사 및 연계체계 마련
5) 치매 관련 종사인력에 대한 교육·훈련
6) 치매 환자 및 가족에 대한 치매의 예방·교육 및 홍보
7) 치매에 관한 인식 개선 홍보
8) 그 밖에 보건복지부장관이 정하는 치매 관련 업무

② 시·도지사는 제1항에 따른 광역치매센터의 설치·운영을 그 업무에 필요한 전문인력과 시설을 갖춘 「의료법」 제3조 제2항 제3호의 병원급 의료기관에 위탁할 수 있다.

③ 제1항에 따른 광역치매센터의 설치·운영 및 제2항에 따른 위탁 등에 필요한 사항은 보건복지부령으로 정하는 바에 따라 해당 지방자치단체의 조례로 정한다.

제16조의 3(공립요양병원의 설치 및 운영)

① 지방자치단체는 치매 등 노인성 질병을 가진 지역주민에 대한 의료사업을 수행하기 위하여 대통령령으로 정하는 바에 따라 「의료법」 제3조 제2항 제3호 라목에 따른 요양병원(이하 '공립요양병원'이라 한다.)을 설치·운영할 수 있다.

② 보건복지부장관은 보건복지부령으로 정하는 바에 따라 공립요양병원에 대한 운영 평가를 시행하여야 한다. 다만, 보건복지부장관이 필요하다고 인정하는 경우에는 지방자치단체의 장으로 하여금 운영평가를 하게 할 수 있다.

③ 지방자치단체의 장은 공립요양병원 운영의 전문성과 효율성을 재고하기 위하여 필요한 경우에는 보건복지부령으로 정하는 법인·단체 또는 개인에게 그 운영을 위탁할 수 있다.

④ 제3항에 따라 공립요양병원의 운영을 위탁하려는 경우에는 이를 공고하여 일반입찰에 부쳐야 한다. 다만, 공립요양병원의 설치·운영에 필요한 부지 또는 건물 등으로서 보건복지부령으로 정하는 재산을 기

부 채납한 자에게 위탁하는 경우에는 수의계약을 할 수 있다.

⑤ 공립요양병원 운영의 위탁기간은 그 위탁을 받은 날부터 5년으로 하며, 지방자치단체의 장은 제2항에 따른 운영평가 결과를 고려하여 5년 단위로 위탁계약을 갱신할 수 있다.

⑥ 지방자치단체의 장은 제3항에 따라 공립요양병원의 운영을 위탁받은 자(이하 '수탁자'라 한다.)가 공립요양병원을 위법 또는 부당하게 운영하거나 위탁계약을 위반한 사실이 있는 경우 그 시정을 요구할 수 있다.

⑦ 지방자치단체의 장은 수탁자가 다음 각 호의 어느 하나에 해당하는 경우 위탁계약을 해지할 수 있다. 다만, 제1호에 해당하는 경우에는 위탁계약을 해지하여야 한다.

1) 거짓이나 그 밖의 부정한 방법으로 위탁계약을 체결한 경우
2) 부도, 파산, 해산, 의료인의 면허자격 정지 또는 취소, 의료업에 관한 허가 정지 또는 취소 등의 사유로 공립요양병원의 위탁 운영이 곤란하다고 인정되는 경우
3) 제2항에 따른 운영평가를 정당한 사유 없이 거부·방해 또는 기피한 경우
4) 제6항에 따른 지방자치단체의 장의 시정 요구를 정당한 사유 없이 이행하지 아니한 경우
5) 그 밖에 위탁계약 내용에 포함된 계약 해지 사유가 발생한 경우

⑧ 지방자치단체의 장은 제7항에 따라 위탁계약을 해지하려면 수탁자에게 미리 의견진술의 기회를 주어야 한다.

제16조의 4(치매안심병원의 지정)

① 보건복지부장관은 치매의 진단과 치료·요양 등 치매 관련 의료서비스를 전문적이고 체계적으로 제공하기 위하여 필요한 인력·시설 및 장비를 갖추었거나 갖출 능력이 있다고 인정되는 의료기관을 치매안심병원으로 지정할 수 있다.

② 치매안심병원으로 지정받으려는 의료기관은 보건복지부장관에게 신청하여야 한다. 이 경우 제16조의 3 제1항에 따른 공립요양병원이 신청하면 그 지정을 우선적으로 고려할 수 있다.

③ 국가 또는 지방자치단체는 제1항에 따라 지정된 치매안심병원이 치매 전문병동을 설치·운영하거나 치매 관련 의료서비스를 제공하기 위한 시설·인력·장비를 확충하는 경우에는 소요 경비의 전부 또는 일부를 지원할 수 있다.

④ 치매안심병원으로 지정받은 의료기관은 보건복지부령으로 정하는 바에 따라 적정한 치매 관련 의료서비스를 제공하기 위한 계획을 수립하고 그 시행 결과를 보건복지부장관에게 보고하여야 한다.

⑤ 치매안심병원 지정의 기준, 절차 등에 필요한 사항은 보건복지부령으로 정한다.

제17조(치매안심센터의 설치)

① 시·군·구의 관할 보건소에 치매 예방과 치매 환자 및 그 가족에 대한 종합적인 지원을 위하여 치매안심센터(이하 '치매안심센터'라 한

다.)를 설치한다.

② 치매안심센터는 다음 각 호의 업무를 수행한다.

1) 치매 관련 상담 및 조기검진

2) 치매 환자의 등록·관리

3) 치매등록 통계사업의 지원

4) 치매의 예방·교육 및 홍보

5) 치매 환자를 위한 단기쉼터의 운영

6) 치매 환자의 가족지원사업

7) 그 밖에 시장·군수·구청장이 치매관리에 필요하다고 인정하는 업무

③ 치매안심센터의 시설·인력기준과 그 밖에 필요한 사항은 보건복지부령으로 정한다.

제17조의 2(치매상담전화센터의 설치)

① 보건복지부장관은 치매 예방, 치매 환자 관리 등에 관한 전문적이고 체계적인 상담 서비스를 제공하기 위하여 치매상담전화센터를 설치할 수 있다.

② 치매상담전화센터는 다음 각 호의 업무를 수행한다.

1) 치매에 관한 정보제공

2) 치매 환자의 치료·보호 및 관리에 관한 정보제공

3) 치매 환자와 그 가족의 지원에 관한 정보제공

4) 치매 환자의 가족에 대한 심리적 상담

5) 그 밖에 보건복지부장관이 필요하다고 인정하는 치매 관련 정보의 제공 및 상담

③ 보건복지부장관은 제1항에 따른 치매상담전화센터의 설치·운영을 그 업무에 필요한 전문인력과 시설을 갖춘 「의료법」 제3조 제2항 제3호의 병원급 의료기관, 치매 관련 전문기관·법인·단체 등에 위탁할 수 있다.

④ 제1항에 따른 치매상담전화센터의 설치·운영 및 제3항에 따른 위탁 등에 필요한 사항은 보건복지부령으로 정한다.

제4장 보칙

제18조(비용의 지원)

① 국가와 지방자치단체는 치매관리 사업을 수행하는 자에 대하여 다음 각 호에 해당하는 비용의 전부 또는 일부를 지원할 수 있다.

    1) 제10조에 따른 치매연구사업, 제11조에 따른 치매검진 사업, 제12조의 2에 따른 치매 환자의 가족지원 사업, 제13조에 따른 치매등록통계사업 및 제14조에 따른 역학조사 수행에 드는 비용

    1-2) 제16조, 제16조의 2 및 제17조에 따른 중앙치매센터, 광역치매센터 및 치매안심센터의 설치·운영에 드는 비용

    1-3) 제17조의 2에 따른 치매상담전화센터의 설치·운영에 드는 비용

    2) 치매관리 사업에 대한 교육·홍보에 드는 비용

    3) 치매관리 사업에 필요한 전문인력의 교육·훈련에 드는 비용

    4) 치매관리 사업을 수행하는 법인·단체의 교육 및 홍보 사업에 드는 비용

② 제1항에 따른 비용 지원의 기준·방법 및 절차에 필요한 사항은 대통령령으로 정한다.

제19조(비밀누설의 금지)

이 법에 따라 치매관리 사업에 종사하거나 종사하였던 자는 업무상 알게 된 비밀을 누설하여서는 아니 된다.

제20조(위임과 위탁)

① 이 법에 따른 보건복지부장관 또는 시·도지사의 권한은 대통령령으로 정하는 바에 따라 그 일부를 시·도지사 또는 시장·군수·구청장에게 위임할 수 있다.

② 이 법에 따른 보건복지부장관, 시·도지사 또는 시장·군수·구청장의 권한은 대통령령으로 정하는 바에 따라 그 일부를 치매관리 사업을 수행할 수 있는 법인·단체 등에 위탁하여 시행할 수 있다.

제5장 벌칙

제21조(벌칙)

제19조를 위반하여 비밀을 누설한 자는 2년 이하의 징역 또는 2천만원 이하의 벌금에 처한다.

부   칙 〈법률 제11013호, 2011.08.04.〉

①(시행일) 이 법은 공포 후 6개월이 경과한 날부터 시행한다.

②(치매상담센터에 대한 경과 조치) 종전의 「노인복지법」 제29조의 2에 따라 설치·운영 중인 치매상담센터는 이 법에 따른 치매상담센터로 본다.

③(다른 법률의 개정) 노인복지법 일부를 다음과 같이 개정한다.

제1조의 2 제3호를 다음과 같이 하고, 제6조 제3항, 제29조 및 제29조의 2를 각각 삭제한다.

3) '치매'란 「치매관리법」 제2조 제1호에 따른 치매를 말한다.

부   칙 〈법률 제13112호, 2015.01.28.〉

이 법은 공포 후 6개월이 경과한 날부터 시행한다.

부   칙 〈법률 제14896호, 2017.09.19.〉

이 법은 공포 후 1년이 경과한 날부터 시행한다.

부   칙 〈법률 제15649호, 2018.06.12.〉

제1조(시행일)

이 법은 공포 후 6개월이 경과한 날부터 시행한다.

제2조(공립요양병원에 관한 경과조치)

이 법 시행 당시 지방자치단체가 설치·운영 중인 「의료법」 제3조 제2항 제3호 라목에 따른 요양병원(「정신건강증진 및 정신질환자 복지서비스 지원에 관한 법률」 제3조 제5호에 따른 정신의료기관 중 정신병원, 「장애인복지법」 제58조 제1항 제4호에 따른 의료재활시설은 제외한다.)은 이 법에 따른 공립요양병원으로 본다.

제3조(공립요양병원의 운영 위탁에 관한 경과조치)

이 법 시행 당시 지방자치단체가 공립요양병원의 운영을 위탁 중인 경우 종전의 위탁계약은 이 법에 따른 것으로 보되, 위탁기간은 종전의 위탁계약 체결 당시 계약기간의 잔여기간으로 한다.

2. 치매관리법 시행령

[시행 2018.09.20.] [대통령령 제29177호, 2018.09.18., 일부 개정]

제1조(목적)

이 영은 「치매관리법」에서 위임된 사항과 그 시행에 필요한 사항을 규정함을 목적으로 한다.

제2조(치매관리 종합계획의 중요한 사항)

「치매관리법(이하 '법'이라 한다.)」 제6조 제1항 후단에서 "대통령령으로 정하는 중요한 사항"이란 다음 각 호의 어느 하나에 해당하는 사항을 말한다.
    1) 치매의 예방·관리를 위한 기본시책
    2) 치매관리에 필요한 전문인력의 육성

제3조(치매관리 종합계획의 수립·통보 등)

① 보건복지부장관은 법 제6조 제1항에 따른 치매관리에 관한 종

합계획을 5년마다 수립하여 시행될 해의 전년도 9월 30일까지 관계 중앙행정기관의 장, 특별시장·광역시장·도지사·특별자치도지사(이하 '시·도지사'라 한다.) 및 시장·군수·구청장(자치구의 구청장을 말한다. 이하 같다.)에게 통보하여야 한다.

② 법 제6조 제4항에 따른 치매관리에 관한 시행계획(이하 '시행계획' 이라 한다.)의 효율적인 수립·시행 및 평가를 위하여 보건복지부장관은 시행계획 수립지침과 평가지침을 정하여 관계 중앙행정기관의 장, 시·도지사 및 시장·군수·구청장에게 통보하여야 한다.

③ 관계 중앙행정기관의 장, 시·도지사 및 시장·군수·구청장은 제2항에 따른 시행계획 수립지침에 따라 소관별로 다음 해의 시행계획을 수립하여 매년 12월 31일까지 보건복지부장관에게 제출하여야 한다.

④ 관계 중앙행정기관의 장, 시·도지사 및 시장·군수·구청장은 제2항에 따른 시행계획 평가지침에 따라 지난해 시행계획의 추진실적을 평가하고 그 결과를 매년 3월 31일까지 보건복지부장관에게 제출하여야 한다.

제4조(국가치매관리위원회의 구성 및 위원의 임기)

① 보건복지부장관은 법 제7조에 따른 국가치매관리위원회(이하 '위원회'라 한다.) 위원의 과반수를 치매 관련 전문단체의 추천을 받아 임명하거나 위촉하여야 한다.

② 위촉 위원의 임기는 3년으로 하며, 한 차례만 연임할 수 있다.

③ 위원의 사임 등으로 인하여 새로 위촉된 위원의 임기는 전임위

원 임기의 남은 기간으로 한다.

제5조(위원회의 운영 등)

① 위원장은 위원회를 대표하며, 위원회의 업무를 총괄한다.

② 위원장이 부득이한 사유로 직무를 수행할 수 없을 때에는 위원장이 지명하는 위원이 그 직무를 대행한다.

③ 위원장은 보건복지부장관이나 위원 3분의 1 이상이 요구할 때 또는 위원장이 필요하다고 인정할 때에 위원회의 회의를 소집하고, 그 의장이 된다.

④ 위원회의 회의는 재적위원 과반수의 출석으로 개의(開議)하고, 출석위원 과반수의 찬성으로 의결한다.

⑤ 제1항부터 제4항까지에서 규정한 사항 외에 위원회의 운영 등에 필요한 사항은 위원회의 의결을 거쳐 위원장이 정한다.

제6조(간사)

위원회의 사무를 처리하기 위하여 위원회에 간사 1명을 두며, 간사는 보건복지부 소속 공무원 중에서 보건복지부장관이 지명한다.

제7조(수당 등)

위원회의 회의에 출석한 위원에게는 예산의 범위에서 수당·여비와 그 밖에 필요한 경비를 지급할 수 있다. 다만, 공무원인 위원이 그 소관 업무와 직접 관련하여 출석하는 경우에는 그러하지 아니하다.

제8조(치매검진 사업의 범위 등)

① 법 제11조 제1항에 따른 치매검진 사업(이하 '치매검진 사업'이라 한다.)에는 다음 각 호의 사업이 포함되어야 한다.
    1) 치매검진 사업 대상자의 선정 및 통보
    2) 치매검진 사업 대상자에 대한 검사 및 진단
    3) 치매검진 사업 대상자에 대한 검진비 지급
    4) 치매검진에 대한 홍보
    5) 치매검진 프로그램의 개발 및 관리
    6) 치매검진의 질 관리
② 치매검진 사업의 대상자는 다음 각 호의 사람으로 한다.
    1) 「국민건강보험법」 제5조에 따른 건강보험 가입자 및 피부양자
    2) 「의료급여법」 제3조에 따른 의료급여수급권자
③ 치매검진 사업의 검진주기는 6개월로 한다.

제9조(치매검진비용 지원 대상자)

법 제11조 제4항에서 "대통령령으로 정하는 건강보험 가입자"란 「국민건강보험법」 제5조에 따른 건강보험 가입자 및 피부양자 중에서 소득과 재산 등을 기준으로 보건복지부장관이 정하여 고시하는 기준

이하인 사람으로 한다.

제10조(의료비 지원 대상·기준 및 방법 등)

① 법 제12조 제1항에 따른 의료비를 지원받을 수 있는 사람은 다음 각 호의 어느 하나에 해당하는 사람 중에서 소득과 재산 등이 보건복지부장관이 매년 정하여 고시하는 기준 이하인 사람으로 한다.

    1) 「국민건강보험법」 제5조에 따른 건강보험 가입자 및 피부양자 중 치매 환자

    2) 「의료급여법」 제3조에 따른 의료급여수급권자 중 치매 환자

② 제1항에 따라 의료비를 지원받으려는 사람은 관할 보건소장에게 지원 신청을 하여야 한다.

③ 제2항에 따른 의료비 지원 신청을 받은 보건소장은 관계 기관에 의료비 지원 대상자의 소득·재산 등에 관한 자료제출을 요청할 수 있다.

④ 의료비의 지원한도액, 지원기간 및 지원절차 등 세부적인 사항은 보건복지부장관이 정하여 고시한다.

제11조(후견인 후보자의 요건)

법 제12조의 3 제2항에서 "대통령령으로 정하는 요건을 갖춘 사람 또는 법인"이란 「민법」 제937조에 따른 결격사유가 없는 사람 또는 법인으로서 다음 각 호의 어느 하나에 해당하는 사람 또는 법인을 말한다.

1) 치매에 대한 이해, 「민법」에 따른 후견제도 및 후견인에 대한 이해 등 보건복지부장관이 필요하다고 인정하는 교육을 받은 사람
   2) 노인복지와 관련된 업무에 종사하는 법인으로서 후견사무를 담당할 전문성 및 인력을 갖추었다고 보건복지부장관이 인정하여 고시하는 법인

제12조(위임과 위탁)

① 법 제20조 제1항에 따라 보건복지부장관은 다음 각 호의 권한을 시·도지사에게 위임한다.
   1) 제8조 제1항 제1호에 따른 치매검진 사업 대상자의 선정 및 통보
   2) 제8조 제1항 제3호에 따른 치매검진 사업 대상자에 대한 검진비 지급

② 법 제20조 제2항에 따라 보건복지부장관은 다음 각 호의 업무를 법 제16조에 따른 중앙치매센터에 위탁한다.
   1) 법 제14조에 따른 역학조사
   2) 제8조 제1항 제5호에 따른 치매검진 프로그램의 개발 및 관리
   3) 제8조 제1항 제6호에 따른 치매검진의 질 관리

제13조(민감정보 및 고유식별정보의 처리)

보건복지부장관(법 제20조 제2항 및 이 영 제12조 제2항에 따라 보건복지부장관의 업무를 위탁받은 자를 포함한다.), 지방자치단체의 장(해당 권한이 위임·위탁된 경우에는 그 권한을 위임·위탁받은 자를 포함한다) 또는 법 제12조의 3 제1항 및 제2항에 따라 선임된 후견인은 같은 조에 따른 후견제이용지원에 관한 사무를 수행하기 위하여 불가피한 경우「개인정보 보호법」제23조에 따른 건강에 관한 정보나 같은 법 시행령 제19조 제1호 또는 제4호에 따른 주민등록번호 또는 외국인등록번호가 포함된 자료를 처리할 수 있다.

　　　　　부　칙 〈대통령령 제23580호, 2012.02.01.〉

이 영은 2012년 2월 5일부터 시행한다.

　　　　　부　칙 〈대통령령 제29177호, 2018.09.18.〉

이 영은 2018년 9월 20일부터 시행한다.

3. 치매관리법 시행규칙

[시행 2018.09.20.] [보건복지부령 제592호, 2018.09.20., 일부 개정]

제1조(목적)

이 규칙은 「치매관리법」 및 같은 법 시행령에서 위임된 사항과 그 시행에 필요한 사항을 규정함을 목적으로 한다.

제2조(치매연구 사업의 범위)

「치매관리법(이하 '법'이라 한다.)」 제10조 제2항 제3호에서 "보건복지부령으로 정하는 사업"이란 다음 각 호의 사업을 말한다.

1) 치매 관련 교육
2) 치매 관련 정책 연구
3) 그 밖에 보건복지부장관이 법 제3조 제1항에 따른 치매관리 사업(이하 '치매관리 사업'이라 한다.)의 시행을 위하여 필요하다고 인정하는 연구사업

제3조(치매의 검진 방법 등)

① 법 제11조 제1항에 따른 치매검진 사업의 대상자에 대한 검진은 치매 가능성이 높은 대상자를 가려내기 위한 선별검사와 치매진단을 위한 정밀검사로 구분하여 실시한다.

② 제1항에 따른 치매 검진의 검사 항목, 검사 비용, 판정 기준 등 치매검진에 필요한 세부 사항은 보건복지부장관이 정하여 고시한다.

제3조의 2(치매 환자가족 상담·교육 프로그램)

국가와 지방자치단체는 법 제12조의 2에 따른 치매 환자의 가족을 위한 상담·교육 프로그램에 다음 각 호의 내용을 포함시켜야 한다.
1) 치매에 대한 인식 개선
2) 치매지원 서비스 정보 및 치매 환자 돌봄 정보 제공
3) 치매 환자 가족의 고충 상담
4) 치매 환자 가족 자조(自助) 모임의 구성·운영

제3조의 3(후견인 후보자 추천 및 후견사무 비용지원)

① 법 제12조의3제3항에 따라 후견인 후보자의 추천 의뢰를 받은 기관·법인·단체의 장은 「치매관리법 시행령(이하 '영'이라 한다.)」 제11조 각 호의 어느 하나에 해당하는 사람 또는 법인을 지방자치단체의 장에게 후견인 후보자로 추천할 수 있다.

② 국가와 지방자치단체는 법 제12조의 3 제4항에 따라 후견인의 후견사무 수행에 필요한 다음 각 호의 비용 일부를 예산의 범위에서 지원할 수 있다.

  1) 「민법」에 따른 성년후견개시의 심판, 한정후견개시의 심판 또는 특정후견의 심판을 청구하는 데 드는 비용
  2) 후견인의 후견 활동에 드는 비용. 다만, 선임된 후견인이 치매 환자의 친족인 경우에는 후견 활동에 드는 비용을 지원하지 아니한다.
  3) 영 제11조 제1호에 따른 후견인 후보자 교육에 드는 비용

제4조(역학조사의 실시 시기·방법 및 내용)

① 법 제14조에 따른 역학조사는 보건복지부장관이 치매관리 사업의 시행, 치매관리에 관한 연구에 대한 지원 및 정책의 근거자료의 제시 등을 위하여 필요하다고 인정하는 경우 실시한다.

② 제1항에 따른 역학조사를 하기 위하여 법 제16조 제1항에 따른 중앙치매센터(이하 '중앙치매센터'라 한다.)에 중앙역학조사반을 둔다.

③ 제1항에 따른 역학조사에는 다음 각 호의 사항이 포함되어야 한다.

  1) 치매 환자의 성별, 나이 및 증상
  2) 치매의 종류 및 중증도
  3) 그 밖에 조사 대상의 인구학적·경제학적·사회학적 특성에 관한 사항

제5조(자료 제출 등의 요구 방법)

보건복지부장관은 법 제15조 제1항에 따라 자료의 제출이나 의견의 진술 등을 요구할 때에는 사용 목적·기한 및 방법 등을 적은 서면으로 하여야 한다.

제6조(중앙치매센터의 설치·운영 및 위탁)

① 법 제16조 제1항에 따른 중앙치매센터의 설치기준 및 운영기준은 별표 1과 같다.

② 법 제16조 제2항에 따라 중앙치매센터의 설치·운영을 위탁받으려는 기관은 별지 제1호서식에 다음 각 호의 서류를 첨부하여 보건복지부장관에게 그 업무의 위탁을 신청하여야 한다.

   1) 별표 1에 따른 시설 및 인력 등의 현황

   2) 운영계획서

③ 보건복지부장관은 제2항에 따라 위탁받으려는 기관이 별표 1의 설치기준 및 운영기준을 충족한 경우 중앙치매센터의 설치·운영을 위탁할 수 있다. 〈개정 2015.12.15.〉

④ 제3항에 따른 위탁기간은 3년 이내로 한다. 〈개정 2015.12.15.〉

⑤ 보건복지부장관은 법 제16조 제2항에 따라 중앙치매센터의 설치·운영을 위탁하려면 미리 위탁의 기준, 절차 및 방법 등을 90일 이상 공고하여야 한다. 〈신설 2015.12.15.〉

제7조(치매연구사업 수행 절차 등)

① 중앙치매센터는 법 제16조 제1항 제1호부터 제4호까지의 업무를 수행하기 위하여 매년 법 제10조 제1항에 따른 치매연구사업(이하 '치매연구사업'이라 한다.)에 관한 시행계획과 지침을 수립하여 보건복지부장관의 승인을 받아야 한다.

② 치매연구사업의 연구과제는 다음 각 호의 구분에 따른다.

    1) 공모과제: 공모에 의하여 심의·선정된 과제

    2) 지정과제: 보건복지부장관이 필요하다고 인정하여 발굴·기획하고, 주관 연구기관과 주관 연구책임자를 지정하는 과제

제7조의 2(광역치매센터의 설치·운영 및 위탁)

① 법 제16조의 2 제1항에 따른 광역치매센터의 설치기준 및 운영기준은 별표 2와 같다.

② 법 제16조의 2 제2항에 따라 광역치매센터의 설치·운영을 위탁받으려는 기관은 특별시·광역시·도·특별자치도(이하 '시·도'라 한다.)의 조례로 정하는 바에 따라 특별시장·광역시장·도지사·특별자치도지사(이하 '시·도지사'라 한다.)에게 그 업무의 위탁을 신청하여야 한다.

③ 시·도지사는 제2항에 따라 광역치매센터의 설치·운영을 위탁받으려는 기관이 별표 2의 설치기준 및 운영기준을 충족한 경우 광역치매센터의 설치·운영을 위탁할 수 있다.

④ 제3항에 따른 위탁기간은 3년 이내로 한다.

⑤ 시·도지사는 법 제16조의 2 제2항에 따라 광역치매센터의 설치·운영을 위탁하려면 미리 위탁의 기준, 절차 및 방법 등을 90일 이상 공고하여야 한다.

제8조(치매상담센터의 인력 기준 등)

① 법 제17조 제1항에 따른 치매상담센터에는 법 제17조 제2항 각 호의 업무를 전담할 인력을 1명 이상 두어야 한다.

② 제1항에 따른 전담 인력은 보건소장이 보건소에 배치된 「의료법」 제2조 제1항에 따른 의사·한의사·간호사 또는 「정신건강증진 및 정신질환자 복지서비스 지원에 관한 법률」 제17조에 따른 정신건강전문요원 중에서 지정한다.

③ 제1항에 따른 전담 인력은 치매 환자의 등록 등에 관한 사항을 별지 제3호 서식의 치매 환자 등록카드에 기록하고 관리하여야 한다.

제9조(치매상담전화센터의 설치·운영)

① 법 제17조의 2 제1항에 따른 치매상담전화센터의 설치기준 및 운영기준은 별표3과 같다.

② 법 제17조의 2 제3항에 따라 치매상담전화센터를 위탁받으려는 기관·법인·단체는 별지 제2호 서식의 치매상담전화센터 위탁 신청서에 다음 각 호의 서류를 첨부하여 보건복지부장관에게 그 업무의 위탁을 신청하여야 한다.

1) 별표3에 따른 시설 및 인력 등의 현황

2) 운영계획서

③ 보건복지부장관은 제2항에 따라 치매상담전화센터의 설치·운영을 위탁받으려는 기관·법인·단체가 별표3의 설치기준 및 운영기준을 충족한 경우 치매상담전화센터의 설치·운영을 위탁할 수 있다.

④ 제3항에 따른 위탁기간은 3년 이내로 한다.

⑤ 보건복지부장관은 법 제17조의 2 제3항에 따라 치매상담전화센터의 설치·운영을 위탁하려면 미리 위탁의 기준, 절차 및 방법 등을 90일 이상 공고하여야 한다.

부　칙 〈보건복지부령 제106호, 2012.02.03.〉

제1조(시행일) 이 규칙은 2012년 2월 5일부터 시행한다.

제2조(다른 법령의 개정) 노인복지법 시행규칙 일부를 다음과 같이 개정한다.

제11조 및 제12조를 각각 삭제한다.

부　칙 〈보건복지부령 제373호, 2015.12.15.〉

이 규칙은 공포한 날부터 시행한다.

부　칙 〈보건복지부령 제497호, 2017.05.30.〉

(정신건강증진 및 정신질환자 복지서비스 지원에 관한 법률 시행규칙)

제1조(시행일) 이 규칙은 2017년 5월 30일부터 시행한다.

제2조부터 제10조까지 생략

제11조(다른 법령의 개정) ①부터 ⑪까지 생략

⑫ 치매관리법 시행규칙 일부를 다음과 같이 개정한다.

제8조 제2항 중 "「정신보건법」 제7조에 따른 정신보건전문요원"을 "「정신건강증진 및 정신질환자 복지서비스 지원에 관한 법률」 제17조에 따른 정신건강전문요원"으로 한다.

제12조 생략

부　칙 ⟨보건복지부령 제592호, 2018.09.20.⟩

이 규칙은 2018년 9월 20일부터 시행한다.

[별표 1] 〈개정 2018.09.20.〉

광역치매센터의 설치기준 및 운영기준(제7조의 2 제1항 관련)

I. 설치기준

1. 시설기준
   가. 광역치매센터에는 사업수행을 위하여 필요한 사무실, 회의실, 교육·세미나실 등을 마련하여야 한다.
   나. 광역치매센터를 위탁 운영하는 경우, 위탁받은 기관 내 설치를 원칙으로 한다. 다만, 부득이한 경우 시·도지사와 협의하여 기관 밖에도 설치할 수 있다.

2. 직제기준
법 제16조의 2 제1항에 따른 업무수행을 위하여 광역치매센터장, 사무국장을 두고, 정책기획, 교육홍보, 기술지원, 자원연계 등을 담당하는 팀을 구성하여 운영할 수 있다.

3. 인력기준
   가. 배치기준
   1) 광역치매센터장: 1명을 둔다. 다만, 광역치매센터를 위탁 운영하는 경우 위탁받은 기관의 직위와 겸직할 수 있다. 이 경우에는 주 2일(16시간) 이상 근무하여야 한다.
   2) 사무국장: 상근으로 사무국장 1명을 둔다.
   3) 팀원: 제16조의 2의 제1항에 따른 업무를 수행하기 위한 팀원을 5명 이상 둔다. 다만, 시·도별 치매 환자 수, 법 제17조 제1항에 따른 치매상담센터(이하 '치매상담센터'라 한다.) 수, 치매 관련 시설 수 등 치매 관련 현황을 고려하여 그러하지 아니할 수 있다.
   나. 자격기준
   1) 광역치매센터장: 다음의 어느 하나에 해당하는 사람 중 노인 관련 보건복지분야에서 7년 이상의 경력이 있는 사람
      가) 「의료법」에 따른 의료인

나) 「사회복지사업법」에 따른 사회복지사
다) 「정신건강증진 및 정신질환자 복지서비스 지원에 관한 법률」에 따른 정신건강전문요원
라) 5급 이상 공무원으로서 국가 또는 지방자치단체에서 보건복지사업에 관한 행정업무에 5년 이상 종사한 경력이 있는 사람
마) 가)부터 라)까지의 어느 하나에 준하는 자격을 소지한 사람
2) 사무국장: 법 제16조의 2의 제1항에 따른 업무수행에 필요한 분야의 학사 학위 이상 소지자 중 노인 관련 보건복지분야에서 3년 이상 경력자

II. 운영기준

1. 광역치매센터장은 중앙치매센터 및 보건소 치매상담센터와 긴밀한 협조체계를 구축하고 치매관리에 관한 업무를 효율적으로 수행하기 위하여 각 기관 및 지원을 연계하는 역할을 담당한다.

2. 광역치매센터장은 법 제16조의 2 제1항의 업무 수행에 필요한 사항에 대하여 같은 항 제8호에 따라 지역사회 치매 관련 기관 및 단체와 지역사회 치매협의체를 구성하고 분기별로 회의를 개최하여 의견을 수렴하고 그 결과를 사업운영에 반영하도록 노력하여야 한다.

3. 광역치매센터장은 사업계획 및 실적, 예산·결산 및 조직운영 현황 등에 관한 자료를 반기별로 시·도지사에게 보고하고, 시·도지사는 이를 보건복지부장관에게 제출하여야 한다.

4. 광역치매센터장은 조직, 인사, 급여, 그 밖에 운영에 필요한 규정을 두고 이에 따라 광역치매센터를 운영하여야 하며, 다음의 기록 및 서류를 갖추어야 한다.
    1) 기관의 연혁 및 운영에 관한 기록
    2) 광역치매센터장, 사무국장, 팀원 등의 인사에 관한 기록
    3) 재산 목록과 그 소유권 또는 사용권에 관하여 확인할 수 있는 서류
    4) 최근 3년 동안의 법 제16조의 2에 따른 업무 수행에 관한 자료

[별표 2] 〈개정 2018.09.20.〉

치매상담전화센터의 설치기준 및 운영기준(제9조 제1항 관련)

I. 설치기준

1. 시설기준
   가. 치매상담전화센터에는 상담 수행을 위하여 다음의 적합한 공간과 설비 등을 갖추어야 한다.
      1) 상담받는 사람의 신분, 사생활 및 상담내용 등이 노출을 막기 위한 칸막이
      2) 효과적인 상담·교육 프로그램 등 운영을 위한 장비(녹취기, 카메라 등)
   나. 치매상담전화센터를 위탁 운영하는 경우, 위탁받은 기관·법인·단체 내 설치를 원칙으로 한다. 다만, 부득이한 경우 보건복지부장관과 협의하여 기관·법인·단체 밖에도 설치할 수 있다.

2. 인력기준
   가. 배치기준
      1) 치매상담전화센터장: 1명을 둔다. 다만, 치매상담전화센터를 위탁 운영하는 경우 위탁받은 기관의 직위와 겸직할 수 있다. 이 경우에는 주 2일(16시간) 이상 근무하여야 한다.
      2) 상담팀장: 상근으로 1명을 둘 수 있다.
      3) 전문상담원: 치매 환자에 대한 돌봄 기술, 치매 환자 가족의 간병 부담 경감 및 정서적 지지를 위한 상담 제공
      4) 일반상담원: 치매 발병원인, 증상, 예방 및 치료, 정책 및 지원서비스 등 정보 제공
      5) 사무보조원: 치매상담전화센터의 업무수행을 위한 행정사항 지원
   나. 자격기준
      1) 치매상담전화센터장: 다음의 어느 하나에 해당하는 사람 중 노인 관련 보건복지분야에서 7년 이상의 경력이 있는 사람
         가) 「의료법」에 따른 의료인
         나) 「사회복지사업법」에 따른 사회복지사

다) 「정신건강증진 및 정신질환자 복지서비스 지원에 관한 법률」에 따른 정신건강전문요원
라) 가)부터 다)까지의 어느 하나에 준하는 자격을 소지한 사람
2) 상담팀장: 1)-가)~라)까지의 어느 하나에 해당하는 사람 중 노인 관련 보건복지분야에서 5년 이상 경력자
3) 전문상담원: 1)-가)~라)까지의 어느 하나에 해당하는 사람 중 노인 관련 보건복지분야에서 3년 이상 경력자
4) 일반상담원: 1)-가)~라)까지의 어느 하나에 해당하는 사람 중 노인 관련 보건복지분야에서 1년 이상 경력자
5) 사무보조원: 고졸 또는 동등 학력 이상 소지자로 해당 분야 경력자

II. 운영기준

1. 치매상담전화센터장은 치매 환자와 가족에 대한 전화상담을 시행하고, 동의를 받아 지속적인 사례관리와 자원연계 등을 지원하여야 하며, 월별로 상담실적을 정리하고 치매 환자와 가족의 주요 정책제안 및 제도 개선사항에 대한 요구를 수집하여 보건복지부장관에게 보고하여야 한다.

2. 치매상담전화센터장은 치매 상담 계획 및 실적, 예산·결산 및 조직운영 현황 등에 관한 자료를 반기별로 보건복지부장관에게 제출하여야 한다.

3. 상담원 채용 시 치매 전문상담 능력 향상을 위하여 2개월 범위에서 이론 및 실습 교육을 이수하는 수습기간을 둘 수 있다.

4. 치매상담전화센터장은 조직, 인사, 급여, 그 밖에 운영에 필요한 규정을 두고 이에 따라 치매상담전화센터를 운영하여야 하며, 다음의 기록 및 서류를 갖추어야 한다.
    1) 기관의 연혁 및 운영에 관한 기록
    2) 치매상담전화센터장, 상담팀장, 상담원, 사무보조원 등의 인사에 관한 기록
    3) 재산 목록과 그 소유권 또는 사용권에 관하여 확인할 수 있는 서류
    4) 최근 3년 동안의 법 제17조의 2에 따른 업무수행에 관한 자료

[별표 3] 〈개정 2018.09.20.〉

■ 치매관리법 시행규칙 [별지 제1호서식] 〈개정 2015.12.15.〉

중앙치매센터 위탁 신청서

접수번호		접수일			처리기간	30일
의료기관	명 칭			개설허가일		
	주 소			전화번호		
대표자	성 명			생년월일		
담당자	성 명			직위		
	전화번호			전자우편 주소		

「치매관리법」제16조 및 같은 법 시행규칙 제6조 제2항에 따라 중앙치매센터의 설치·운영을 위탁받기 위하여 위와 같이 신청합니다.

년   월   일

신청인

(서명 또는 인)

보건복지부장관 귀하

첨부서류	1. 별표 1에 따른 시설 및 인력 등의 현황 1부 2. 운영계획서 1부	수수료 없 음

210mm×297mm[백상지 80g/㎡(재활용품)]

■ 치매관리법 시행규칙 [별지 제2호서식] <개정 2015.12.15.>

치매상담전화센터 위탁 신청서

접수번호		접수일		처리기간	30일
기관	명 칭			개설허가일	
	주 소			전화번호	
대표자	성 명			생년월일	
담당자	성 명			직 위	
	전화번호			전자우편 주소	

「치매관리법」 제17조의2 및 같은 법 시행규칙 제9조 제2항에 따라 치매상담전화센터의 설치·운영을 위탁받기 위하여 위와 같이 신청합니다.

년   월   일

신청인

(서명 또는 인)

보건복지부장관 귀하

첨부서류	1. 별표 3에 따른 시설 및 인력 등의 현황 1부 2. 운영계획서 1부	수수료 없 음

210mm×297mm[백상지 80g/㎡(재활용품)]

PART 10 치매 관련 법령들   311

■ 「치매관리법」 시행규칙 [별지 제3호서식] <개정 2018. 9. 20.>

치매 환자 등록카드

등록번호 ☐☐ - ☐☐ - ☐☐☐☐

◇ 등록일: 년 월 일	◇ 신체상태
◇ 인적사항	1. 키(cm) 2. 몸무게(kg)
1. 성명 2. 성별 [ ] 남 [ ] 여	3. 혈당 4. 혈압(mmHg) /
3. 실제생년월일 년 월 일	5. 영양상태 [ ] 양호 [ ] 불량
4. 주민등록번호 -	6. 치매 선별 검사
5. 주소	7. 신체표지
6. 전화번호	① 문신 -
7. 주거상황 [ ] 노인단독 [ ] 노인부부 [ ] 자녀동거	② 흉터 -
[ ] 시설거주 [ ] 기타	③ 기형 -
8. 의료보장형태 [ ] 건강보험 [ ] 의료급여 1종	④ 점 -
[ ] 의료급여 2종	⑤ 기타 -

◇ 배회정보	◇ 질병 상태	③ 근골격계	⑥ 감염
1. 배회경험 [ ] 없음 [ ] 있음	① 심장/질환	[ ] 관절염	[ ] 폐렴
[ ] 가끔(주 1~4회)	[ ] 뇌출중	[ ] 고관절골절	[ ] 결핵
[ ] 습관적(주 5회 이상)	[ ] 울혈성 심부전	[ ] 그 밖의 골절	[ ] 요로감염(지난 30일간)
2. 보조기 [ ] 지팡이 [ ] 청력보조기	[ ] 관상동맥질환	[ ] 골다공증	⑦ 그 밖의 질병
[ ] 의치 [ ] 안경	[ ] 고혈압	④ 감각	[ ] 암(5년간)
[ ] 기타 ( )	[ ] 부정맥	[ ] 백내장	[ ] 당뇨
3. 가능한 배회장소 주소	[ ] 말초혈관질환	[ ] 녹내장	[ ] 위염
(예: 전 주소, 친인척 집 등)	② 신경계	⑤ 정신/정서	[ ] 폐기종/COPD/천식
①	[ ] 두부 손상	[ ] 우울증	[ ] 신부전
②	[ ] Parkinsonism	[ ] 기타	[ ] 갑상샘 질환
③			
4. 인식표 고유번호	[ ] 그 밖의 질병(진단명, 있는 대로)		
( )			

◇ 치매 진단 현황
① 최초 진단 시기:
② 진단코드(확인불가 시 치매 유형 기재):
③ 등록 시 치매 정도: CDR 또는 GDS 기재(불가한 경우 소견서 등 참조하여 중증도 기재)

◇ 치매 노인관리 기록(치매 노인상태 기록, 등록관리서비스 수급 현황, 전문요원 의견 등 그 밖의 사항)

210mm×297mm[일반용지 60g/㎡(재활용품)]

4. 노인복지법

[시행 2018.03.13.] [법률 제15442호, 2018.03.13., 일부 개정]

제1조(목적)

이 법은 노인의 질환을 사전예방 또는 조기 발견하고 질환 상태에 따른 적절한 치료·요양으로 심신의 건강을 유지하고, 노후의 생활안정을 위하여 필요한 조치를 강구함으로써 노인의 보건복지증진에 기여함을 목적으로 한다.

제27조의 4(노인성 질환에 대한 의료지원)

① 국가 또는 지방자치단체는 노인성 질환자의 경제적 부담능력 등을 고려하여 노인성 질환의 예방교육, 조기 발견 및 치료 등에 필요한 비용의 전부 또는 일부를 지원할 수 있다.

② 제1항에 따른 노인성 질환의 범위, 지원의 대상·기준 및 방법 등에 필요한 사항은 대통령령으로 정한다.

제34조(노인의료 복지시설)

① 노인의료 복지시설은 다음 각 호의 시설로 한다.

1) 노인요양시설: 치매·중풍 등 노인성 질환 등으로 심신에 상당한 장애가 발생하여 도움을 필요로 하는 노인을 입소시켜 급식·요양과 그 밖에 일상생활에 필요한 편의를 제공함을 목적으로 하는 시설

2) 노인요양 공동생활가정: 치매·중풍 등 노인성 질환 등으로 심신에 상당한 장애가 발생하여 도움을 필요로 하는 노인에게 가정과 같은 주거여건과 급식·요양, 그 밖에 일상생활에 필요한 편의를 제공함을 목적으로 하는 시설

② 노인의료 복지시설의 입소대상·입소비용 및 입소절차와 설치·운영자의 준수사항 등에 관하여 필요한 사항은 보건복지부령으로 정한다.

제35조(노인의료 복지시설의 설치)

① 국가 또는 지방자치단체는 노인의료 복지시설을 설치할 수 있다.

② 국가 또는 지방자치단체 외의 자가 노인의료 복지시설을 설치하고자 하는 경우에는 시장·군수·구청장에게 신고하여야 한다.

③ 시장·군수·구청장은 제2항에 따른 신고를 받은 경우 그 내용을 검토하여 이 법에 적합하면 신고를 수리하여야 한다.

④ 노인의료 복지시설의 시설, 인력 및 운영에 관한 기준과 설치신고 및 설치허가 등에 관하여 필요한 사항은 보건복지부령으로 정한다.

제38조(재가노인 복지시설)

① 재가노인 복지시설은 다음 각 호의 어느 하나 이상의 서비스를 제공함을 목적으로 하는 시설을 말한다.
　1) 방문요양서비스: 가정에서 일상생활을 영위하고 있는 노인(이하 '재가노인'이라 한다.)으로서 신체적·정신적 장애로 어려움을 겪고 있는 노인에게 필요한 각종 편의를 제공하여 지역사회 안에서 건전하고 안정된 노후를 영위하도록 하는 서비스
　2) 주·야간보호서비스: 부득이한 사유로 가족의 보호를 받을 수 없는 심신이 허약한 노인과 장애노인을 주간 또는 야간 동안 보호시설에 입소시켜 필요한 각종 편의를 제공하여 이들의 생활안정과 심신 기능의 유지·향상을 도모하고, 그 가족의 신체적·정신적 부담을 덜어주기 위한 서비스
　3) 단기보호서비스: 부득이한 사유로 가족의 보호를 받을 수 없어 일시적으로 보호가 필요한 심신이 허약한 노인과 장애노인을 보호시설에 단기간 입소시켜 보호함으로써 노인 및 노인가정의 복지증진을 도모하기 위한 서비스
　4) 방문목욕서비스: 목욕 장비를 갖추고 재가노인을 방문하여 목욕을 제공하는 서비스
　5) 그 밖의 서비스: 그 밖에 재가노인에게 제공하는 서비스로서 보건복지부령이 정하는 서비스
②제1항에 따른 재가노인 복지시설의 이용대상·비용부담 및 이용절차 등에 관하여 필요한 사항은 보건복지부령으로 정한다.

제39조(재가노인 복지시설의 설치)

① 국가 또는 지방자치단체는 재가노인 복지시설을 설치할 수 있다.

② 국가 또는 지방자치단체 외의 자가 재가노인 복지시설을 설치하고자 하는 경우에는 시장·군수·구청장에게 신고하여야 한다.

③ 시장·군수·구청장은 제2항에 따른 신고를 받은 경우 그 내용을 검토하여 이 법에 적합하면 신고를 수리하여야 한다.

④ 재가노인 복지시설의 시설, 인력 및 운영에 관한 기준과 설치신고 등에 관하여 필요한 사항은 보건복지부령으로 정한다.

제39조의 2(요양보호사의 직무·자격증의 교부 등)

① 노인복지시설의 설치·운영자는 보건복지부령으로 정하는 바에 따라 노인 등의 신체활동 또는 가사활동 지원 등의 업무를 전문적으로 수행하는 요양보호사를 두어야 한다.

② 요양보호사가 되려는 사람은 제39조의 3에 따라 요양보호사를 교육하는 기관(이하 '요양보호사교육기관'이라 한다.)에서 교육과정을 마치고 시·도지사가 시행하는 요양보호사 자격시험에 합격하여야 한다.

③ 시·도지사는 제2항에 따라 요양보호사 자격시험에 합격한 사람에게 요양보호사 자격증을 교부하여야 한다.

④ 시·도지사는 제2항에 따라 요양보호사 자격시험에 응시하고자 하는 사람과 제3항에 따라 자격증을 교부 또는 재교부받고자 하는 사람에게 보건복지부령으로 정하는 바에 따라 수수료를 납부하게 할

수 있다.

⑤ 요양보호사의 교육과정, 요양보호사 자격시험 시행 및 자격증 교부 등에 관하여 필요한 사항은 보건복지부령으로 정한다.

제39조의 3(요양보호사교육기관의 지정 등)

① 시·도지사는 요양보호사의 양성을 위하여 보건복지부령으로 정하는 지정기준에 적합한 시설을 요양보호사교육기관으로 지정·운영하여야 한다.

② 시·도지사는 요양보호사교육기관이 다음 각 호의 어느 하나에 해당하는 경우 사업의 정지를 명하거나 그 지정을 취소할 수 있다. 다만, 제1호에 해당하는 경우 지정을 취소하여야 한다.

　1) 거짓이나 그 밖의 부정한 방법으로 요양보호사교육기관으로 지정을 받은 경우
　2) 제1항에 따른 지정기준에 적합하지 아니하게 된 경우
　3) 교육과정을 1년 이상 운영하지 아니하는 경우
　4) 정당한 사유 없이 제42조에 따른 보고 또는 자료제출을 하지 아니하거나 거짓으로 한 경우 또는 조사·검사를 거부·방해하거나 기피한 경우

③ 시·도지사는 제2항에 따라 지정취소를 하는 경우 청문을 시행하여야 한다.

④ 제1항에 따른 요양보호사교육기관의 지정절차, 제2항에 따른 행정처분의 세부적인 기준 및 절차 등에 관하여 필요한 사항은 보건복

지부령으로 정한다.

제39조의 10(실종노인에 관한 신고의무 등)

① 누구든지 정당한 사유 없이 사고 등의 사유로 인하여 보호자로부터 이탈된 노인(이하 '실종노인'이라 한다.)을 경찰관서 또는 지방자치단체의 장에게 신고하지 아니하고 보호하여서는 아니 된다.

② 제31조에 따른 노인복지시설(「사회복지사업법」 제2조 제4호에 따른 사회복지시설 및 사회복지시설에 준하는 시설로서 인가·신고 등을 하지 아니하고 노인을 보호하는 시설을 포함한다. 이하 '보호시설'이라 한다.)의 장 또는 그 종사자는 그 직무를 수행하면서 실종노인임을 알게 된 때에는 지체 없이 보건복지부령으로 정하는 신상카드를 작성하여 지방자치단체의 장과 제3항 제2호의 업무를 수행하는 기관의 장에게 제출하여야 한다.

③ 보건복지부장관은 실종노인의 발생예방, 조속한 발견과 복귀를 위하여 다음 각 호의 업무를 수행하여야 한다. 이 경우 보건복지부장관은 노인복지 관련 법인이나 단체에 그 업무의 전부 또는 일부를 위탁할 수 있다.

    1) 실종노인과 관련된 조사 및 연구

    2) 실종노인의 데이터베이스 구축·운영

    3) 그 밖에 실종노인의 보호 및 지원에 필요한 사항

④ 경찰청장은 실종노인의 조속한 발견과 복귀를 위하여 다음 각 호의 사항을 시행하여야 한다.

    1) 실종노인에 대한 신고체계의 구축 및 운영

2) 그 밖에 실종노인의 발견과 복귀를 위하여 필요한 사항

제39조의 13(요양보호사의 결격사유)

다음 각 호의 어느 하나에 해당하는 사람은 요양보호사가 될 수 없다.
1) 「정신건강증진 및 정신질환자 복지서비스 지원에 관한 법률」 제3조 제1호에 따른 정신질환자. 다만, 전문의가 요양보호사로서 적합하다고 인정하는 사람은 그러하지 아니하다.
2) 마약·대마 또는 향정신성의약품 중독자
3) 피성년 후견인
4) 금고 이상의 형을 선고받고 그 형의 집행이 종료되지 아니하였거나 그 집행을 받지 아니하기로 확정되지 아니한 사람
5) 법원의 판결에 따라 자격이 정지 또는 상실된 사람
6) 요양보호사의 자격이 취소된 날부터 1년이 경과되지 아니한 사람

제39조의 14(요양보호사 자격의 취소)

① 시·도지사는 요양보호사가 다음 각 호의 어느 하나에 해당하는 경우 그 자격을 취소할 수 있다. 다만, 제1호부터 제3호까지의 경우 자격을 취소하여야 한다.
1) 제39조의 13 각 호의 어느 하나에 해당하게 된 경우
2) 제39조의 9를 위반하여 제55조의 2부터 제55조의 4까지의 규

정에 따른 처벌을 받은 경우

　3) 거짓이나 그 밖의 부정한 방법으로 자격증을 취득한 경우

　4) 영리를 목적으로 노인 등에게 불필요한 요양서비스를 알선·유인하거나 이를 조장한 경우

　5) 자격증을 대여·양도 또는 위조·변조한 경우

　② 시·도지사는 제1항에 따라 요양보호사의 자격을 취소하는 경우 청문을 시행하여야 한다.

　③ 제1항의 자격취소의 절차 등에 관하여 필요한 사항은 보건복지부령으로 정한다.

제43조(사업의 정지 등)

　① 시·도지사 또는 시장·군수·구청장은 노인주거 복지시설, 노인의료 복지시설 또는 제23조의 2 제1항 제2호의 노인 일자리지원기관이 다음 각 호의 어느 하나에 해당하는 때에는 1개월의 범위에서 사업의 정지 또는 폐지를 명할 수 있다.

　　1) 제23조의 2 제4항, 제33조 제4항 또는 제35조 제4항에 따른 시설 등에 관한 기준에 미달하게 된 때

　　2) 제41조의 규정에 위반하여 수탁을 거부한 때

　　3) 정당한 이유 없이 제42조의 규정에 의한 보고 또는 자료제출을 하지 아니하거나 허위로 한 때 또는 조사·검사를 거부·방해하거나 기피한 때

　　4) 제46조 제5항의 규정에 위반한 때

② 시장·군수·구청장은 노인여가 복지시설 또는 재가노인 복지시설이 다음 각 호의 어느 하나에 해당하는 때에는 1개월의 범위에서 사업의 정지 또는 폐지를 명할 수 있다.

　　1) 제37조 제4항 또는 제39조 제4항의 시설 등에 관한 기준에 미달하게 된 때

　　2) 제41조의 규정에 위반하여 수탁을 거부한 때(재가노인 복지시설의 경우로 한정한다.)

　　3) 정당한 이유 없이 제42조의 규정에 의한 보고 또는 자료제출을 하지 아니하거나 허위로 한 때 또는 조사·검사를 거부·방해하거나 기피한 때

　　4) 제46조 제7항의 규정에 위반한 때

③ 시·도지사 또는 시장·군수·구청장은 노인주거 복지시설 또는 노인의료 복지시설이 제1항에 따라 사업이 정지 또는 폐지되거나 노인여가 복지시설 또는 재가노인 복지시설이 제2항에 따라 사업이 정지 또는 폐지되는 경우에는 해당 시설의 이용자를 다른 시설로 옮기도록 하는 등 시설 이용자의 권익을 보호하기 위하여 필요한 조치를 하여야 한다.

④ 제1항 및 제2항에 따른 행정처분의 세부적인 기준은 위반의 정도 등을 참작하여 보건복지부령으로 정한다.

제44조(청문)

시장·군수·구청장은 제43조의 규정에 의한 사업의 폐지를 명하고

자 하는 경우에는 청문을 시행하여야 한다.

제57조(벌칙)

다음 각 호의 어느 하나에 해당하는 자는 1년 이하의 징역 또는 1천만 원 이하의 벌금에 처한다.

1) 제33조 제2항, 제35조 제2항, 제37조 제2항 또는 제39조 제2항에 따른 신고를 하지 아니하고 양로시설·노인 공동생활가정·노인 복지주택·노인 요양시설·노인요양 공동생활가정·노인여가 복지시설 또는 재가노인 복지시설을 설치하거나 운영한 자
2) 제33조의 2 제3항을 위반하여 임대한 자
3) 제39조의 3 제1항에 따른 지정을 받지 아니하고 요양보호사 교육기관을 설치하거나 운영한 자
4) 제39조의 6 제3항에 따른 신고인의 신분 보호 및 신원 노출 금지 의무를 위반한 자
5) 제39조의 12를 위반하여 직무상 알게 된 비밀을 누설한 자
6) 정당한 사유 없이 제40조 제5항에 따라 권익보호조치를 하지 아니한 자

지금 하라

C.H. Spurgeon

할 일이 생각나거든 지금 하십시오.
오늘은 하늘이 맑지만, 내일은 구름이 보일는지 모릅니다.

어제는 이미 당신의 것이 아니니 지금 하십시오.
친절한 한 마디가 생각나거든 지금 말하십시오.
내일은 당신의 것이 안 될지도 모릅니다.

사랑하는 사람이 언제나 곁에 있지 않습니다.
사랑의 말이 있다면 지금 하십시오

미소를 짓고 싶거든 지금 웃어주십시오.
당신의 친구가 떠나기 전에, 장미가 피고 가슴이 설렐 때
지금 당신의 미소를 주십시오.

불러야 할 노래가 있다면 지금 부르십시오.
당신의 해가 저물면 노래 부르기엔 너무나 늦습니다.
당신의 노래를 지금 부르십시오.

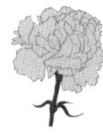

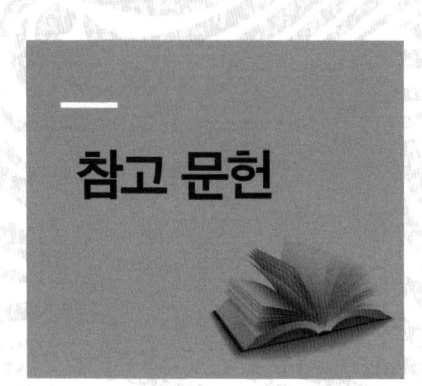

참고 문헌

가와시와 류타, 오시연 역, 『치매 걸린 뇌도 좋아지는 두뇌체조』, (서울: 청홍, 2018)

강강원, 『치매 악화방지요령 치매 예방놀이』, (서울: G성사, 2015)

강창우 외, 『치매와 함께 하는 사람들』, (서울: 한빛라이프, 2015)

고바야시 토시코 외, 황재영 역, 『치매노인의 심리증상과 케어』, (서울: 노인연구정보센터, 2011)

고숙자·정영호·김동영, 『초고령사회 대응을 위한 채매의 사회적 부담과 예방 및 관리 방안 연구보고서』, (서울: 한국보건사회연구원, 2016)

곽용태, 『시련재판-치매 부모님이 드시는 약 이야기』, (수지: 브레인와이즈, 2018)

구다희 외, 『뇌 톡톡(인지능력 향상! 치매 예방활동지)』, (서울: 엘멘, 2018)

국민건강보험, 『2017년 요양보호사 직무교육 교재』, (서울: 국민건강보험, 2017)

김근홍 외, 『알기 쉬운 치매의 이해』, (서울: Fides, 2017)

김동연 외, 『치매 예방 및 인지재활 프로그램』, (고양: 서현사, 2018)

김승섭, 『아픔이 길이 되려면』, (서울: 도서출판 동아시아, 2018)

김연희 외, 『치매와 인지재활』, (파주: 군자출판사, 2017)

김영주 외, 『기억력을 지켜주는 컬러링북』, (서울: 학고재, 2018)

김재환 외, 『치매 케어 텍스트북 5』, (서울: 노인연구정보센터, 2018)

김종애, 『치매 예방을 위한 뇌힐링 1』, (고양: 예감출판사, 2018)

김종애, 『치매 예방을 위한 뇌힐링 2』, (고양: 예감출판사, 2018)

김종애, 『치매 예방을 위한 뇌힐링 3』, (고양: 예감출판사, 2018)

김철수, 『뇌세포 재활로 치매치료 가능하다』, (서울: 공감, 2017)

김태유, 『윌리스 뇌 건강 학습지』, (부산: 윌리스 뇌과학연구소, 2017)

김혜란, 『사회복지실천기술론』, (파주: 나남, 2008)

나덕렬, 『뇌美인 1』, (남양주: 도서출판 뇌미인, 2018)

나덕렬, 『뇌美인 3』, (남양주: 도서출판 뇌미인, 2018)

대한노인정신의학회 편, 『한국형 치매 평가검사』, (서울: 학지사, 2018)

대한치매학회 신경행동연구회, 『치매의 신경행동 증상』, (서울: 도서출판 대한의학, 2017)

박경원 외, 『아하! 치매 전문가가 들려주는 99가지 치매 이야기』, (부산: 부산울산경남치매학회, 2017)

박주홍, 『두뇌 홈트레이닝 2』, (파주: 성인북스, 2018)

박주홍, 『두뇌 홈트레이닝』, (파주: 성인북스, 2017)

박주홍, 『치매 박사 박주홍의 뇌 건강법』, (서울: 성안북스, 2017)

박흥석 외, 『365 브레인 피트니스 01』, (서울: 허원미디어, 2018)

박흥석 외, 『365 브레인 피트니스 02』, (서울: 허원미디어, 2018)

박흥석 외, 『365 브레인 피트니스 03』, (서울: 허원미디어, 2018)

보건복지부 요양보험운영과, 『2017년도 요양보호사 양성지침』, (서울: 보건복지부, 2017)

보건복지부, 분당서울대학교병원, 『2012년 치매 유병률 조사』, 2013.

서유헌, 『두뇌 장수학과 치매 예방 7가지 비책(제137회 한국교육삼락포럼)』, (서울: 한국교육삼락회, 2015)

손문호, 『치매 걸린 거북이는 없다』, (대전: 그리심, 2018)

손병덕 외, 『가족복지론』, (서울: 학지사, 2008)

손병덕 외, 『인간행동과 사회환경』, (서울: 학지사, 2008)

송정애 외, 『가족복지론』, (파주: 양서원, 2007)

송후승, 『후기노인을 위한 치매 예방 통합프로그램 개발 및 효과』, (고신대학교 대학원 간호학 박사학위 논문, 2017)

신동명, 『행복한 수다가 치매를 예방한다』, (서울: 창조와 지식, 2018)
양기화, 『치매 당신도 고칠 수 있다』, (서울: 중앙생활사, 2017)
양승조 국회의원 주최, 『치매 예방과 어르신 일자리 창출방안 정책토론회 자료집』, 일시: 2018. 3. 6 장소: 국회의원회관 제1 소회의실.
양영순, 『치매 그것이 알고 싶다』, (수지: 브레인와이즈, 2018)
양옥경 외, 『사회복지실천론』, (파주: 나남, 2008)
오세제 국회의원 주최, '치매 안심하세요: 치매안심센터의 성공적 정착을 위한 전문가 토론회', 일시: 2018. 7. 20, 장소: 국회의원회관 제3세미나실
유순덕, 『치매를 알아야 예방할 수 있다』, (서울: 휴먼북스, 2018)
유순덕, 『치매 예방을 위한 인지능력향상 뇌건강 학습지 2주차』, (서울: 해피&북스, 2018)
유순덕, 『치매 예방을 위한 인지능력향상 뇌건강 학습지 4주차』, (서울: 해피&북스, 2018)
유순덕, 『치매 예방을 위한 인지능력향상 활동지 1』, (서울: 휴먼북스, 2018)
유순덕, 『치매 예방을 위한 인지능력향상 활동지 2』, (서울: 휴먼북스, 2018)
유순덕, 『치매 예방을 위한 인지능력향상 활동지 3』, (서울: 휴먼북스, 2018)
이금자 외, 『치매 예방을 위한 인지·의사 소통놀이 50』, (서울: 학지사, 2018)
이영호, 『정신건강론』, (고양: 공동체, 2008)
이인정 외, 『인간행동과 사회환경』, (파주: 나남, 2008)
이철희, 『제3차 치매관리 종합계획(2016~2020) 수립 연구』, (서울: 보건복지부, 2015)
일본인지증케어학회, 황재영 역, 『치매케어 텍스트북 3. 각론』, (서울: 노인연구정보센터, 2018)
일본인지증케어학회, 황재영 역, 『치매케어 텍스트북 기초 1』, (서울: 노인연구정보센터, 2010)
임승수, 『삶은 어떻게 책이 되는가』, (서울: 한빛비즈, 2014)

장일상 외,『현장활동가를 위한 화투 색칠하기』, (서울: 서현사, 2018)

전도근,『치매 예방을 위한 뇌 건강 활동지 1권』, (고양: 서현사, 2018)

전도근,『치매 예방을 위한 뇌 건강 활동지 2권』, (고양: 서현사, 2018)

전도근,『치매 예방을 위한 뇌 건강 활동지 3권』, (고양: 서현사, 2018)

전도근,『치매 예방을 위한 뇌 건강 활동지 4권』, (고양: 서현사, 2018)

전도근,『치매 예방을 위한 뇌 건강 활동지 5권』, (고양: 서현사, 2018)

전도근,『치매 예방의 이론과 실제』, (서울: 해피&북스, 2018)

정안나,『주요 질환별 R&D 조사·분석 보고서 -치매-』, (청원군: 한국보건사업진흥원, 2013)

정윤경 외,『인지 향상 뇌활동 학습지 1』, (서울: 해피&북스, 2018)

정윤경 외,『인지 향상 뇌활동 학습지 2』, (서울: 해피&북스, 2018)

정주희 외,『치매 가족을 위한 가족지원 프로그램』, (서울: 엘맨, 2018)

조순배,『사회복지목회』, (시흥: 생명샘, 2006)

조순배,『웃으면 성공한다』, (시흥: 생명샘, 2007)

조유향,『치매 노인 케어론』, (서울: 집문당, 2015)

조현, 고준기 공저,『치매 노인과 장기요양보험』, (서울: 계축문화사, 2018)

충청남도 보건정책과, '2015년도 충청남도 치매관리 시행계획', (충남: 충청남도 보건정책과, 2015)

한설희,『치매 걱정 없는 행복한 노후』, (서울: 예문아카이브, 2018)